瘦孕

产前产后养瘦书

从怀孕到养胎、坐月子、补体、恢复身材，
你最需要的"52周全饮食"健康瘦孕法！

养生坐月子食补专家
郭月英 著

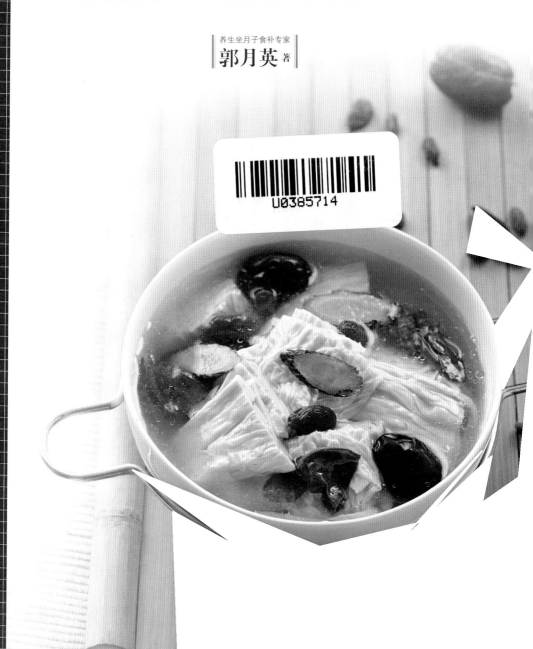

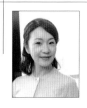

中国台湾"养生教母"亲授体质调养良方，照着吃，从怀孕到坐月子都顺利！

现在的人晚结婚、晚生孩子，所以高龄产妇也多。而对高龄产妇来说，不管是孕期中，还是生子后，症状总是特别多，产后恢复也慢。我自己也是高龄产妇，生孩子那年刚好是35岁，但最近听我的妇产科医师说："现在35岁生孩子算年轻了，很多都是40岁左右，甚至45岁才生第一胎！"

记得怀孕时，我常头痛、失眠，并伴有严重的疲倦感，甚至还有严重的水肿。而产后除了掉发、记忆力减退，肥胖问题也一直困扰着我，甚至莫名其妙地声带突然长茧、声音沙哑。在长期吃药无效后，医生说可能是产后激素分泌失调所致，最后只能开刀治疗……

的确，生产对母体来说是很大的元气损伤，尤其在生育年龄逐渐升高的时代，高龄产妇应该要比年轻产妇更重视孕期的保养和产后的调理。

我和郭月英老师认识多年，看她每次元气满满地来录像，实在很羡慕她已经作奶奶了还这么有活力！岁月在她脸上几乎没有留下痕迹，虽然她年轻时受红斑狼疮困扰，但依靠李家雄医师研究的独特养生法，这么多年来，她始终健康如年轻人——我深信，这正是因为重视体质调整才有的惊人效果。

我称她为中国台湾的"养生教母"。而如今，她将个人体质调养的历程和帮助无数妇女设计月子餐的经验加以结合整理，出版了这本书。内容从孕前的准备、怀孕期间的调养到坐月子的补体细节，都制订了完整的规划——看得出来，她以一个母亲及婆婆的心态，希望让所有想生孩子的女性都能顺利怀孕，舒服度过孕期，产后能快速调整体质、恢复元气及身材——这本书让我看到郭月英老师的细心、用心及爱心，诚挚推荐给所有想生儿育女的朋友！

《消费高手》节目主持人

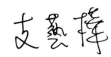

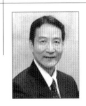

以中医养生为基础的"孕产养瘦"宝典，你也该有一本！

从事妇产科医师多年，我始终以维护女性朋友的身心健康为己任，并深深体会生育中女性朋友心中的忧虑：是否能成功怀孕？孕期症状如何？胎儿健康怎么保证？产后身体怎么复原？她们从怀孕至生产，无不战战兢兢、小心谨慎。每每看着她们的烦与忧，总让我感叹："为人母大不易"！

被尊称为中国台湾"养生教母"的郭月英老师，不仅在先生中医师李家雄的调养下成功克服了自身的免疫疾病"红斑狼疮"、平安产下两位健康优秀的儿子，而且在丈夫的长期影响下，加上自身精湛厨艺，俨然成为"中医养生""月子餐"的最佳代言人！

如今，郭月英老师集毕生所学，出版了这本书，她以中医养生为基础，与女性朋友们分享如何成功怀孕、克服孕期不适、养出健康胎儿、产后健康享瘦等重要知识，并毫无藏私地把她所知道的"养出健康宝宝"诀窍全部都告诉大家。

身为一位妇产科医师，我十分喜见有这样一本关于"产前产后"的专业图书问市——丰富的内容、专业的知识、精彩的见解，加上图文并茂、简明实用，无疑是"准备为人母"的女性朋友们都该人手一册的实用宝典！

财团法人医院评鉴暨
医疗质量策进会董事长

苏聪贤

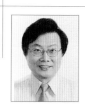

"回归自然，药食同源"，
让妈妈更美丽、宝宝更健康！

近年来，在忙碌的社会中，孕产妇的身体调养方式有"回归自然"的倾向，"药食同源"的概念也被普遍认同，所以，即便是西医，也不排斥以中医药来调理，而适度运用传统医学长处的产妇也越来越多。然而，这之间难免还有待破除的不合时宜的观念，同时，为了养护产妇、哺育婴幼儿，有些传自老祖母的禁忌，也并非完全不科学。

郭月英老师这30余年来，随其丈夫李家雄中医师，从门诊的临床观摩中学到很多中医精华，对节气、时辰、经脉的养生理念及落实体验的确下了功夫。加上近10年来，她致力于开发、拓展养生月子餐，归纳了孕妇、坐月子妈妈的诸多问题，累积了相当丰富的实务经验。以上这些，在本书中都能看到她客观而专业的传达。

由于郭老师本身是自体免疫疾病患者，在生命历程中，不时要与自身疾病对抗，更深切体悟到"先照顾好自己，才有能力帮助别人"的观念，所以，她亲身体验食物的寒、热、温、燥，研发养生药膳，而这样的经验法则，是很多人所望尘莫及的。尤其值得一提的是，台北长庚医院的孕妇月子餐，也是由"郭老师养生月子餐"来配送的——能在此大型教学医院立足，无论卫生、营养、养生、热量……样样都要被检查，人情、医理也都需兼顾，而她之所以能够做到，无疑就是一种证明。

本书的出版，让我看见郭老师将实务经验加以整理归纳后转化成文字，传递给读者的是"从计划怀孕、怀孕中，到产后的各项调理方法"的整体观念，更难能可贵的是，她本着"乐见新生代更茁壮"的心情，毫不藏私地将一系列月子食谱公之于书中，连材料、做法都完全呈现。

我从医多年，曾亲睹诸多妇女遭遇不孕、流产及孕期中的种种问题，所以十分欣见此书问世，并期许诸多家庭能因此获得幸福、美满。

林水龍

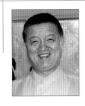

不被红斑狼疮打倒，爱妻用坚毅分享"为人母的养生之道"！

妻子与我看完《永不妥协》时，她说："如果我是男主角，那么苦，我宁愿死。"我说："你的一生病痛缠身之苦是男主角所不及的。"她说："过了，忘了。"这让我想到《论语》中的"过而不改，是谓过矣。"妻子真是："人能弘道，非道弘人"。

42年前，妻子与我相识在台北市南海路的中央图书馆，不久之后，她就被确诊为红斑狼疮。一路走来，除了两次生产住进台大医院外，她从未因为红斑狼疮而住院或吃过类固醇。十几年前，她写下《蝴蝶轻舞三十年》一书，也是她的第一本自传。在我眼中，勇敢、豪迈的她，拥有"大地之母"般的无比坚强与勇气，让我含笑落泪无数次……

几十年来，我们两人共出版过超过200本的书，但最卖座的，还是她的养生炖补类书籍，销售量甚至是我早期几十本书的总和！而10多年来，她以"郭老师养生料理""郭老师养生月子餐"创办人之姿，领导着家族团队，造福了无数需要养护的人。

所以，电视主持人常常在节目上称妻子为"养生教母"，作为丈夫的我不能不骄傲地承认：真是实至名归。

此时此刻，我一边写着，一边想到最近她抱着刚出世的孙子时，小家伙很努力地试着亲近妻子脸上的旧痕……

一路走过来，我们一直希望能够以自身之经验与专业嘉惠更多有缘人。而这本书的出版，无疑体现了妻子的坚毅与博爱——能为她写序，我感到无比幸运。

中英医疗体系总院长
中国台湾阳明大学临床外科教授

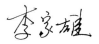

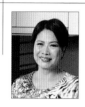

35年磨一剑——打造"孕前·孕期·产后"的实用指南！

　　年轻时，我深受"红斑狼疮"所苦，婚后遵循丈夫李家雄医师的养生处方，才能平安顺利生下两个儿子。这35年来，随丈夫看诊遍及中国台湾，也因此看到许多不孕者以及妊娠体弱、急需安胎的孕妇无助求医的景象，她们的担忧和恐慌至今历历在目，让我深刻体会到"调整饮食"以及运动、生活作息对准备怀孕的女性和孕妇的重要性。

　　继主持"郭老师养生料理"，又推广了"郭老师养生月子餐"之后，一路走来，我陪伴了无数女性朋友一起解决"想怀孕""怀孕期"以及"坐月子"的各种问题。很明显，孕妇或因地域、气候有别，或因饮食、作息不同，导致体质受影响，进而衍生出各种妇科问题。例如，喜欢吃冰饮冷食的女孩不易受孕，或怀孕期容易抽筋、出血或滑胎，而且生下过敏性体质孩子的概率也高；而职业妇女普遍晚睡、多劳，所以孕吐等不适症状格外严重。此外，在肝经、胆经循环不畅情况下怀孕，将来宝宝也容易会有视力、消化方面的问题……毕竟，孕期状态攸关胎儿器官发育及先天体质良莠，所以，大家千万别抱持"开心就好""宝宝等生了再好好养育"的心态而随心所欲、不忌口、任意熬夜，这些不良习惯都可能致使妊娠中止；就算宝宝顺利诞生，也可能会发育异常或天生体弱多病，在起跑点就输人一大截。

　　"吃"是备孕期以及孕期里极重要的一环。"多吃多健康"的观念已落伍，医学界早已确认孕妇饮食无度、体重过度增加，只会徒增孕期和生产风险，并提高日后罹患慢性病的概率。此外，产后体重难减、体形迟迟不恢复容易造成情绪低落、自信崩溃，以致哺乳、育儿，乃至于夫妻相处、重返职场等，都出现问题！这么多年来，我真的看到了太多的上述实例。但事实上，只要孕期吃得聪明、均衡，并且适度调整坐月子模式，再搭配有效运动，启动"瘦孕计划"，那么，因怀孕所增加的体重，绝对不会困扰你！

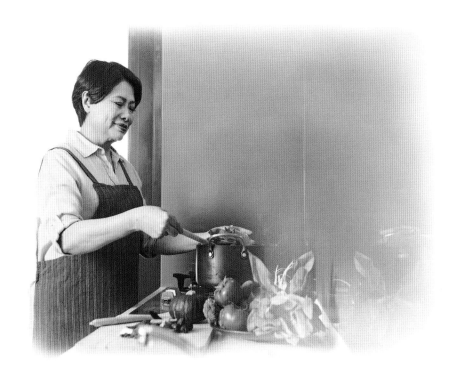

　　每个女人都应珍惜生儿育女的机会。天性热情如我，总是告诉年轻男孩："婴儿在母亲肚子里，先天体质已定！将来娶妻生子，一定要重视太太孕前保养及怀孕这些事，并要谨慎帮她坐月子！"看到已婚少妇或适婚女生，我也总忍不住提醒："要实实在在保养身体，想当妈妈时，才有好的卵子和能胜任怀孕的子宫！"

　　在这里，我要感谢出版社，邀请我以"医师娘"和"养生料理研发者"的立场，将半生心得及林林总总的问题依照孕程时序整理成书，并提出建议和解释，与读者们一起分享！我衷心期盼所打造出来的这本"孕前·孕期·产后"实用指南，真的能对女性朋友有所帮助。

　　最后，我谨祝福天下每位女性都能顺利为人母，诞下健康可爱的宝宝！

2015年·春

郭月英

见证篇 **1**

药补、食补再加调整作息，我终于顺利当妈了!

一直以来，我体弱身虚，注意力不集中，不仅容易疲倦、晚上多梦，而且还有贫血症状和每逢生理期就痛经难耐的毛病，排卵日还会有头痛、呕吐等状况。虽然以上都不是立即会有危险的病症，但也使我备受困扰。后来，我找到李家雄中医师调养身体，健康状况因而改善许多。

一年多以前我准备结婚，并且有计划怀孕，但因为本身体质较虚弱，加上在过去的妇科检查时发现，在子宫中有小小的水泡，当时医生说不需要开刀，只要定期复查即可，但我却担心可能因此而不孕。所幸，在同一时间也认识了李医师的太太郭月英老师，他们夫妻俩同心替我调配药材，除了药补、食补，我更在郭老师的指导下调整作息及饮食。令人很开心的是，半年后我如愿怀孕了，如今已经平安顺利产下健康的儿子，实在感谢!

当时，为了希望受孕，我日复一日地按时服用中药补身体。有朋友替我担心，吃过多的中药材会有重金属中毒的问题，但因为妈妈本身略懂中药材，她一眼看出这些药材质量很好，所以完全信任李医师、郭老师伉俪。此外，以往生理期会出现的头痛、呕吐症状，现在只在过度疲劳时才会再度出现，发生频率也从每个月一次转为一年一次，我的健康状况改善了许多。

生产后，我虽然在月子中心坐月子，但月子餐我仍坚持吃李医师、郭老师所配的药材炖补；因为我信任他们，正是他们的协助让我跨过可能不孕的门槛，得到了宝贝儿子，更找回健康的身体。现在，这些宝贵的怀孕知识全都收录在这本书中，我想不论是想要怀孕、怀孕中的女性，还是正在坐月子的女性，一定都能从中有所受益!

40天便恢复孕前体重，让我不必辛苦减肥！

怀孕前，因为空姐的职业原因，我必须在许多国家间飞来飞去，不正常的时差生活所导致的虚寒体质，让我不幸流产两次，幸好，在第三次怀孕前及孕期我都乖乖地遵照公公李家雄医师专业的中医调理，加上婆婆郭月英老师的照顾，终于成功生下健康的宝贝儿子。

产后，我住在月子中心，但仍只吃自家的"郭老师月子餐"。我共吃了30天的月子餐，之后便只喝汤品。这段时间，我的奶水既干净又甜，在我亲自哺乳下，儿子健健康康，皮肤状况也很好。而除了月子餐之外，我还喝了"哺乳茶"，它的效果超好，让我的奶水源源不绝。

在吃了月子餐之后，我发现自己的血液循环改善了，原本虚寒的体质变得不那么怕冷了，排便顺畅无比，精神状况也越来越好！更棒的是，除了变得越来越健康之外，我在产后40天，便恢复到孕前的体重。这对我来说，实在是一大佳音，因为不用和大多数产妇一样，为了怀孕期间所增加的重量而辛苦减肥！

在改吃一般食物之后，因为杂食的关系，我发现奶水变腥了，这更让我相信月子期间的正确饮食对产妇和宝宝有多么重要！此外，我本身属于敏感体质，只要一偷吃寒性食物，便会被公公从我的脸上发现异状，也因此，我变得更懂得时时忌口来照护自己的身体保持健康，以期能再成功怀上一胎！

廖寒梅·35岁 〔孕前57千克 ➡ 孕期增重8千克 ➡ 坐月子后减重8千克〕

医师娘的月子餐，让我连生3个也依旧健康苗条！

　　我现在已经是2个小孩的妈妈了，第3胎宝贝儿子也即将出生。从29岁生完老大起，一直到第3胎，我都选择吃"郭老师月子餐"来修复产后身体，主要原因就是非常信任郭老师所提倡的理念——"产后月子餐不食用内脏类食材"，例如猪肝、腰子等，因为，这些用来排毒的动物内脏一定会残留毒素，所以不适合孕产妇吃——这完全有别于一般的传统月子餐！而且，郭老师所设计的坐月子食谱，不单只是营养丰富均衡，更是基于中医师的调养观点，具有调养、修复身体的功能，例如，喝补气饮品时应该照着对应的时间，这样能让疗养功效发挥到最大。

　　怀孕中，除了注意宝宝状况，准妈妈的健康也不容忽略，例如筋骨酸痛、代谢不顺畅等；生完小孩后，妈妈既要调养，又同时希望能尽快恢复孕前的苗条身材，而且还要考虑乳汁是否营养充足等问题。针对以上问题，郭老师全都替大家找到了相对应的解决方法。加上郭老师的月子餐相当美味，食材丰富、菜色多变，比起传统的月子餐多了山药、莲藕、蔬菜等食材，即使吃一整个月也不会腻，所以尽管坐完月子，我还是继续选择这套食补餐来调养身体。

　　我的身体原本就很健康，3次怀孕的过程中，都没有出现害喜、头晕、贫血或其他严重的不适症状，但我仍十分注重调养，所以孩子们出生时不仅健康，皮肤也干净漂亮；而我产后更因为有完善、正确的坐月子调理，健康状况维持良好，身材也慢慢恢复。所以，我坚信：只要跟着"医师娘"郭老师调养身体，妈妈与小孩的身体都能调理得健健康康！

欧馨蔚·36岁 〔 孕前48千克 ➡ 孕期增重11千克 ➡ 坐月子后减重9.5千克 〕

吃对月子餐，不仅气色变好，连原本的慢性鼻炎和耳胀旧疾也改善了！

生第1胎时，是由妈妈帮我坐月子的，到了第2胎，因为不想让妈妈太累，我便考虑改吃市面上的月子餐。也由于我一向担心重金属污染食材，所以平常便忌口内脏类食物，但传统的月子餐多含内脏类食材，于是，标榜不用内脏类食材的"郭老师月子餐"便成了我的选择！

此外，因为强调人体需要钠元素，所以"郭老师月子餐"加了少许的盐让月子餐更加美味，完全有别于古法"不加盐"的月子料理，不会无滋无味。而且，菜色口味变化多，例如，光是饭的种类就有红糟饭、南瓜饭……，让一向只吃白米饭的我，十分惊讶！加上青菜量充足，不但让我免去便秘之苦，还让我学到原来有些青菜是不适合在坐月子期间吃的，例如，攀藤类的地瓜叶会破坏中药药性，就是月子餐中不可出现的青菜。尤其令我开心的是，吃月子餐第28天，原本被医师判定须开刀治疗的慢性鼻炎以及耳胀毛病，竟然全都消失了！

郭老师告诉我，这是因为吃对了食物的缘故！而且，郭老师还传授"晚上6点以后不要吃水果"的养生法，并叮咛我要保持运动来维持健康——由于我遵循郭老师的月子餐吃法，所以，气色要比生第一胎时好很多，再加上李家雄医师的中医健诊，让我的身心都得到了很好的照顾，也使得产前的生理问题，一并得到了最好的调理！

这次坐月子，我不仅吃对食物，而且还吃得开心健康，直到如今，我还对"郭老师月子餐"中的各种料理念念不忘——相信这本书一定也可以帮到你！

目录

第4章　PART **4**

坐月子4周正确调养，补回流失气血，修护体质！

一、坐月子是女人第2个重整健康的关键期！ ……112

医生娘贴心说 请尽早把怀孕生子纳入生涯规划！

二、产后第1个月的调理很重要！ ……115

产后第1周 ➡ 调节生理机能，排除多余水分！

医生娘贴心说 生化汤该怎么吃？吃多久？

产后第2周 ➡ 固本培元，补养气血！

医生娘贴心说 束腹带该怎么选？怎么用？

产后第3周 ➡ 补益元气，恢复气力！

医生娘贴心说 真的不能洗澡、洗头吗？

产后第4周 ➡ 养颜美容，促进新陈代谢！

医生娘贴心说 要怎么预防乳腺炎？

三、喂母乳对宝宝最好，还能帮助速瘦！ ……124

喂母乳需要更多热量和营养 / 3种补奶汤饮和4种回奶食材 /

医生娘贴心说 喂母乳，一定要多补钙！

四、不必花大钱，"五星级月子餐"在家做！ ……129

先掌握月子餐的5个要领 / 医生娘贴心说 自然产和剖腹产产妇可以吃同样的东西吗？ / 善用食物的"五色五味"，来为产妇补身！ / 每天6餐加茶饮的4周"月子餐"完全示范菜单 / 专为素食的你设计的"月子餐"菜单

坐完月子后的8周，减重甩脂效果最好，务必把握！

五、搭配运动，既助瘦又带动身体复位！ ……206

产后运动，全方位调整身体不理想状态／7个动作，让你从头到脚"精瘦美"！／ 医生娘贴心说 这样按摩，避免产后白发、掉发！

第6章　PART❻

一看就安心！准妈妈们最常问的40个问题

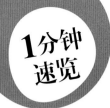
医师娘的四阶段完美瘦孕计划!

孕前排毒 > 孕期养胎 > 月子养身 > 产后瘦身

"瘦孕计划"的起点，从你想要怀孕的那一刻开始。孕前准备阶段的重点是排毒，设法将身体调整至最佳状态。当怀孕的好消息到来，以后的40周请和另一半齐心养胎，为迎接新生命做准备。顺利将小宝贝产下后，请切记：**完美的产后调养规划是做满12周——前4周，以坐月子滋养身体为主，尽全力休养、补气血；后8周，以循序渐进的瘦身为主。让自己比怀孕前更健康美丽吧！**

孕前"排毒"不肥胖，戒除所有不良习惯！

计划怀孕 受孕前做到控制好体脂肪、远离有毒物质。

- 了解自身的健康情况，尽量让体重维持在正常范围，并养成运动的习惯。
- 关心自己的体脂肪，太低会不排卵，太高则不易受孕。
- 不吃寒凉食物，通过"十二时辰养生法"来调整作息（第36页），强化体质。
- 除了使用排卵试纸，还要学习测量基础体温，以提高受孕机会。
- 至少在婚前或计划怀孕前6个月，到相应机构注射麻疹、水痘等疫苗。

排毒原则 三餐正常、减少外食机会、杜绝食品安全问题危害。

- 做好饮食管理，吃得干净均衡，让排便顺畅，以便身体在最好状况时受孕。
- 每周至少运动3次，让身体代谢良好，多余的毒素和负担自然能去除。
- 跟坏习惯说再见，戒除烟、酒和咖啡，若长期服药，则应向妇产科医师咨询。

2

孕期"养胎"不养肉，
安心养出健康宝贝！

妈妈状态 怀孕中常见气血不足、容易燥热。

• 怀孕初期：前3个月因为孕吐，有些准孕妇会有眩晕、易喘、脸色苍白的情形。

• 怀孕中期：这4个月渐趋稳定，胃口也慢慢好转。

• 怀孕后期：后3个月胎儿压迫到膀胱，孕妇出现尿频状况，有些人会便秘或胀气，有些人会抽筋、水肿。

养胎原则 借由饮食管理，以达清热、养身、滋养肺腑之效。

• 中医遵循着孕妇养胎以"清热、滋养、补钙"为主的原则。

• 初期以减轻孕妇不适为重点，保持心情愉悦可改善孕吐情形。

• 中期开始须讲究营养均衡，后期尤需补充大量的蛋白质和矿物质。

• 作息务必正常，睡眠必须充足，以免留下后遗症。

• 如果胃口不好，请少量多餐多变化，一天吃6餐也没问题。

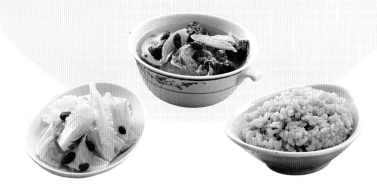

3

\ 1～40周 | 41～44周 | 45～52周 /

月子"养身"调体质，
修复产前妇科毛病！

妈妈状态 产后0～4周，气血虚弱，中医首重固气血。

- 表现于外的普遍状态，可能包括：乳汁不足、面色苍白、虚弱无力。
- 自然产的妈妈，容易出现痔疮、会阴疼痛等现象。
- 剖腹产的妈妈，容易出现便秘、胀气、伤口修复不良等现象。

瘦身原则 通过照顾与饮食调配，好好休养、恢复元气。

- 饮食必须以补血、补气为原则，并促进乳汁分泌。
- 应多吃高蛋白的食物，并以有营养的汤汁取代白开水，以免大肚子消不掉。
- 生冷寒凉的蔬果、面食、糯米、粥、动物内脏、易引起过敏的虾蟹都不宜吃。
- 让子宫休养复原、恶露排干净，第3、4周起可搭配轻运动和按摩。
- 务必睡足，并小心以避免感冒。本阶段不宜蹲下和久站。

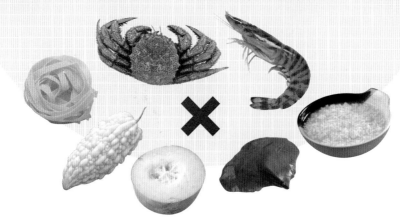

4

产后"瘦身"求窈窕，
比怀孕前曲线更美！

妈妈状态 产后5～12周是瘦身的黄金时期。

- "坐月子4周就足够"的观念是落伍的，符合现代人需求的做法是"12周产后调养规划"。
- 恶露逐渐排干净，子宫慢慢恢复原位，女性生理周期将很快重新启动。
- 本阶段由于内分泌旺盛，新陈代谢提速，血液与淋巴循环加快，所以被视为产后的"黄金瘦身期"。
- 有些人从产后第5周起，大吃孕期和坐月子期间不该吃的东西，这是坚决不可以的。

瘦身原则 温和运动＋饮食控制＝循序渐进持续瘦。

- 每哺喂850毫升的母乳，会消耗650大卡（1大卡＝1000焦），所以母乳喂养会让妈妈更快恢复身材。
- 由于还在哺喂母乳，营养非常重要，请摄取优质且足量的蛋白质，不过烹调的食物可以清淡些，并减少部分油脂。
- 水分摄取很重要，但是建议以姜茶、桂圆茶来替代白开水。
- 采取适合且温和的运动，所有产妇可以做靠墙伸展操、扶椅抬腿操，非剖腹产的妈妈可以做仰卧起坐。只要持之以恒，定能瘦得漂亮、瘦得健康。

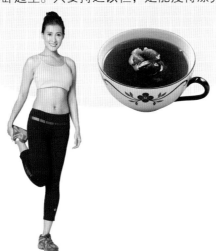

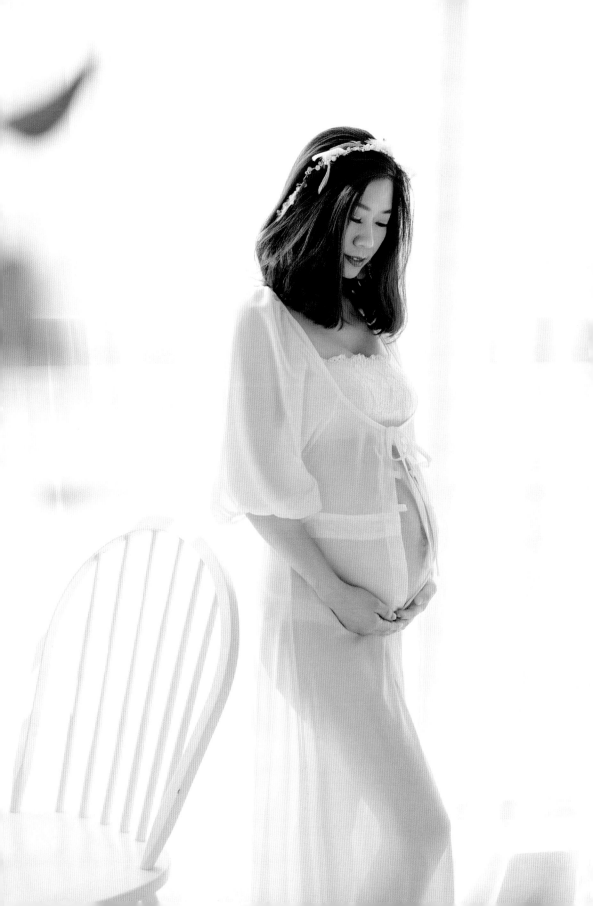

第1章

PART①

想要生个健康宝宝，
怀孕前就要开始准备！

怀孕生子是上苍赐予女人的能力，是每个女人可行使的权利！

从婚后两人的甜蜜世界，到决心增加家庭成员，

每对夫妻应详加计划，做最好的准备，才能生下健康的孩子。

除了了解自己的身体状况，学习调整作息，进行排毒和养生，

学习如何增加受孕率，还须熟知怀孕对女人的改变。

落实心理建设和体重管理，会让怀孕过程更加平安顺利。

一、从结婚起，有计划地进入本阶段！

　　恭喜你找到人生的伴侣，走进婚姻，展开两人世界，然后在适当时机行使女人的天赋，受孕怀胎成为母亲。对于为人母，你有正确的观念吗？如何把自己的身体调整到最佳状态，增加受孕概率，并如愿生下健康宝宝，这是每对夫妻都该关心的话题。

你的身体准备好受孕了吗？

　　很多人以为只要不避孕，很快就会怀孕，却不知在受孕前，母亲的身心状态已开始影响下一代。下列25道项目若符合请打对号，借由这个测验表可诊断出你是否准备好了怀孕生子。

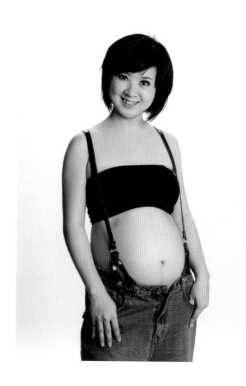

孕前检查表

【自我测验】符合描述请打对号(✓)

□ 月经周期不准，有时还会痛经。

□ 每到夏天就无法拒绝冰沙和冷饮的诱惑，还喜欢喝冰水。

□ 西瓜、木瓜、香瓜、橘子、火龙果和甘蔗，都是你爱吃的水果。

□ 一星期运动不到3次，而且每次不到30分钟。

□ 习惯晚上才去运动。

□ 讨厌流汗，甚至认为不流汗很正常。

□ 晚间超过11点才睡觉，有时甚至熬夜。

□ 睡前有看手机或上网的习惯。

□ 不喝白开水，爱喝茶、咖啡或饮料。

□ 有饮酒和抽烟的习惯。

□ 三餐不定时或不定量。

□ 零食吃得比正餐多。

□ 常说要减肥，BMI值长期超标。

□ 常吃辛辣类食物。

□ 总是手脚冰冷，到了冬天更严重。

□ 有呼吸道或皮肤过敏症状。

□ 有先天性疾病，如血糖方面的疾病。

□ 因疾病，须长期服药或常吃止痛药。

□ 上班时间很长，且工作压力大。

□ 常会接触化学物质或辐射。

□ 家族中有人曾患不孕症或有严重的妇科疾病。

□ 常穿紧身衣裤或牛仔裤不离身。

□ 个性属于紧张型，甚至歇斯底里。

□ 年龄超过35岁或曾人工流产。

□ 夫妻聚少离多或对性事缺乏热情。

【测验结果诊断分析】

0~5个对号　基本上，你的身心状态已做好准备，只要把少数忽略之处修正，相信你和另一半很快就能拥有爱的结晶。

6~10个对号　测验结果差强人意。尽管有人稀里糊涂还是能成为父母，但如果希望孕程更顺利、宝宝更健康，请马上从打对号的项目着手改进！

11~15个对号　你的身体状态让受孕这件事出现些许难度，如果不是先天无法克服的因素，奉劝你与另一半沟通，针对生活和工作步调进行重新审视和调整。

16个对号以上　姑且不论生育这件事，你的生活习惯已经给你的健康带来极大的隐患。强烈建议重整生活，待重拾健康后，再来考虑怀孕的事。

远离不孕、帮助怀孕，该这样做！

许多人认为男欢女爱、怀孕生子是天生的本能，何难之有？然而现在，听说，谁家的女儿或媳妇只要怀孕了，她的妈妈和婆婆都会松一口气。为什么呢？说穿了，是不孕的例子太多了。

● 四大现象，让不孕人口越来越多！

怀孕，说简单但也不简单，随着不孕症的比例逐年增加，人类的生育力逐渐在降低。根据世界卫生组织统计，世界各国的不孕症比例为8% ~ 12%。这和晚婚风气导致产妇高龄化、不孕比例偏高有关。当你知道孩子得来不易，请务必更加珍惜行使女人天赋的权利。

造成不孕的原因很复杂，身为医师的我，长期从事中医调理的工作，见过太多不孕症患者，发现他们有四大共通点：

❶ 工作压力大

很多高收入的夫妻因工作忙碌、压力过大，年纪轻轻就过着无性生活，或因此不排卵、精子活动力差，以致女方无法受孕。

❷ 饮食不正常

在众多求诊的女性患者中，**凡是生理周期不顺、迟迟无法怀孕的人，半数以上都有饮食上的问题。她们普遍对食物的寒凉温热属性缺乏概念，常吃生冷寒凉的东西，或是狂喝咖啡和茶，三餐更是不正常。**近年来食品安全问题日益严重，食品中的许多化学添加物对身体百害无一利，甚至会祸延子孙。提醒年轻女孩要检查自己的大便情况，因为对身体来说，"出"与"入"同样重要。我们的大、小肠加起来和身高一样长，如果饮食不均衡，排便就会不正常，宿便会累积毒素，健康也会每况愈下。

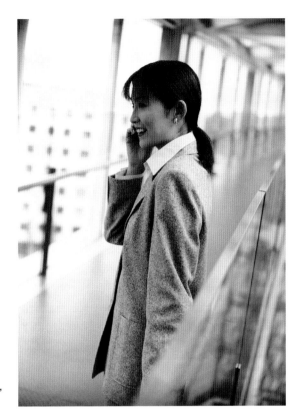

▶很多女性因工作忙碌、压力大，在年轻时便有不孕的困扰。

❸ 作息不规律

古人日出而作、日落而息是有智慧的，我们的身体在每个时辰都有运作重点，若能掌握其步调，顺势而为，会让养生这件事变得容易。可惜时下太多人日夜颠倒，夜间不睡觉、早晨不起床，生物钟紊乱，影响女性排卵、男性精子数量和活力，受孕机会自然锐减。

❹ 越来越晚婚

近年来晚婚现象越来越普遍，或是即使结婚也不敢贸然怀孕，为了打拼生活而长期避孕，殊不知身体会随着岁月老化，最适合生子的黄金时期（35岁以前）往往就这样蹉跎了，事后想要孩子，可能得付出极大的代价。

在此宽慰年轻朋友，每对夫妻都有不同的压力，能否过关得看双方是否同心。况且，并非有钱才能生养孩子，以前老一辈常说："孩子会自己带粮草来。"个中哲理，其实很值得回味。

● 这5件事，能让受孕概率大增！

想受孕，当然要尽量避开上述四大现象，并做到以下5件事情，就能有效提高受孕概率：

❶ 养成早睡的习惯，务必在晚间11点前上床睡觉

如果你经常忙到忘记就寝，最好将闹钟设定在晚间10点半，强迫自己熄灯睡觉！

❷ 夫妻一起按摩，增进健康，也培养情趣

例如，在肚脐正下方4指横幅（3寸）处有个"关元穴"，用手掌根部按顺时针方向轻轻揉压，对男、女双方的生育力都会有帮助，可促进女性卵巢和子宫的气血循环；切记一旦怀孕绝不可以再揉压！**在脚踝内侧偏后方有个"太溪穴"（参照第71页），用指腹轻轻按压**，有助于女性的生理期规律，自然提高受孕率。

❸ 测量基础体温，熟悉自己的身体密码

基础体温能帮助女性了解自己的周期变化，**在排卵日体温会下降至最低，随后上升，历经2周的高温期，如果受孕，则会持续高温**，否则会在14天后月经来临时降回低温期。每天清晨起床前量一下基础体温并记录，增进对自己生理周期的了解；同时观察体温高低，如果天生体温特别低，就是不容易受孕的体质。

如果以往基础温度在35.8～36.1℃之间，调养身体后变成36.7℃以上，高温期也能维持14天左右，那么就比从前容易受孕。

❹ 在排卵期前暂时禁欲，有助保证精子的活动力

性生活并非越频繁越容易怀孕，唯有精子和卵子顺利相遇才有机会受孕。如果女性的生理周期规律或有量基础体温的习惯，建议在排卵前几天先暂停行房，待排卵日再行房的受孕机会将增加。

很多年轻女孩问道："郭老师，我的月经不是28天，怎么算排卵期？"建议先将身体调养好，让生理周期规律，即使不是28天，固定每35天来一次

也没关系。**通常将下次月经日往前推14天就是排卵日**，以周期35天为例，35-14=21，所以从本次月经来的第1天算起，第22天就是排卵日。

身体不是机器，还是有提前或延后的情况，所以**排卵日前后2天也是可能的排卵日**；通常卵子寿命在1天左右，**精子在女性体内存活的时间通常可达2~3天，将可能排卵日往前推3天起至排卵日后2天，就是可能受孕的日子**（请参见下表）。

❺ **跟所有不好的习惯说再见，该戒的都要戒**

为了下一代的健康，抽烟、喝酒、熬夜、用药等不良习惯，强烈建议双方都应戒掉。

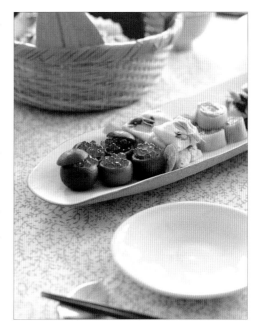

排卵日及可能受孕期推算表

日期	1/1	1/2	1/3	1/4	1/5	1/6	1/7	1/8	1/9	1/10	1/11	1/12	1/13	1/14	1/15	1/16	1/17	1/18	1/19	1/20	1/21	1/22	1/23	1/24	1/25	1/26	1/27	1/28	1/29	1/30	1/31	2/1	2/2	2/3	2/4	2/5
生理周期	1	2	3	4	5	6	7	8	9	10	11	12	13	14	15	16	17	18	19	20	21	22	23	24	25	26	27	28	29	30	31	32	33	34	35	1
排卵日倒推																	19	18	17	16	15	14	13	12	11	10	9	8	7	6	5	4	3	2	1	
		本次月经起始日																精子最多可活3天			可能排卵日		排卵日	可能排卵日												下次月经起始日	

可能受孕期

※ 此表以生理周期35天为例。

生男生女，其实可以制造机会！

决定宝宝性别的是精子：如果与卵子结合的是带X染色体的精子，就会生下性染色体是XX的女孩；如果是带Y染色体的精子与卵子结合，就会生下性染色体是XY的男孩。每个人对下一代有不同的期盼，绝大多数时刻，我们提倡顺其自然，但不可否认，有些家族基于某些因素，迫切渴望某个性别的新成员，所以常被问道："生男生女，真的只能看天意吗？"

● 怀孕前，和他一起调整身体酸碱度

生男生女是天意，有时也"事在人为"。基本上，卵子的寿命最长1天，精子则有别——带X染色体的精子的形体较大，活动力较弱、速度较慢，但寿命长达2～3天，在酸性环境中较有利；带Y染色体的精子的形体较小，活动力较强、速度较快，但寿命只有1天，在碱性环境中较有利。针对精子的特性，如果**通过饮食调整体质，或让女性的阴道酸碱值改变**，有时真的能如愿生下梦想中的小王子或小公主。

● 怀孕后，胎儿的健康远比性别重要

能做的、该做的都尽力了，接下来就该泰然处之，不要得失心太重，只要能顺利受孕，无论男孩或女孩，都是上天赐予的礼物。有孕在身，请**远离危险因子，特别是有毒的化学物质，像是指甲油、染发剂、烫发剂等**，请暂时抛开不用。总之，让宝宝平安出生是妈妈最大的使命，正常、健康远比性别更有意义。

想生之前，一定要有的3个观念！

二人世界即将有第三人插足，即使是你们俩的宝贝小孩，很多女性还是会惴惴不安。建议你和婆婆、妈妈或是已生养孩子的姊妹、友人谈一谈，有

些心结便能自动解开。以下3个观念有助于缓解此类女性的困扰。

❶ 孩子不会削弱你和丈夫的亲密度

请相信：新加入的小生命，非但不会削弱你们的亲密度，相反地，你和另一半的人生，还会更深刻、更紧密地联结起来。

❷ 你的所作所为会影响孩子的先天体质

你一定听过"为母则强"。此后20年，你们夫妻要为另一个生命负责，小宝宝会带给你们勇气和契机，使你们变成更棒的人。请用"韧性"取代"任性"，并记住：妈妈的所作所为会影响孩子的体质，你不仅在为自己保重，也在奠定孩子的未来。

❸ 孩子是心头宝，但不是你的财产

很喜欢一个讲法："孩子是因你而来，但不是为你而来。"孩子是我们的心肝宝贝儿，但不是我们的私人财产，他（她）属于他（她）自己，有他（她）来到这个世界的使命，而不是来成全你的梦想。想清楚这点，未来20年面对孩子，你才会给予他（她）应有的尊重，而不是揠苗助长。

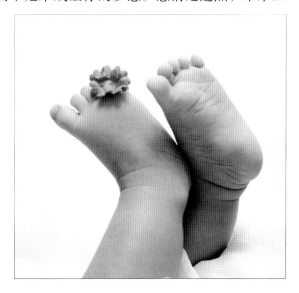

开始养生，让你的身体迎接好孕！

每当有人问道："郭老师，我想当妈妈了，该学什么呢？"我不禁反问："你觉得什么是最迫切需要学习的？"有人觉得该学包尿布、做宝宝辅食，也有人担心不会给婴儿洗澡，甚至烦恼弄不懂现行升学政策！这些事固然该学，却不是最紧急、最重要的。想怀孕的人必须马上学的是——了解自己的健康状况以及修正作息步调，这样才能成功受孕、生出健康的宝宝。

● 先从五官气色找出五脏、体质的问题

我们的五官对应着脏腑，观察五官的形态和色泽，有助于我们了解体内器官的状态；这是几十年来我跟在身为中医师的先生旁边，看诊过多名女性后学成的"望诊"绝技。在教大家观气色之前，先说明一下对应关系和颜色所代表的意义。

从五官看出五脏问题

- **肝←→目**：肝开窍于目。低头族整天滑手机，伤害视力，眼睛不好，肝脏自然也受到影响；倘若又因晚睡伤肝，可能导致不易受孕、小产、习惯性流产，甚至影响胎儿的营养吸收。

- **心←→舌**：心开窍于舌。说话大舌头、讲话速度急促或很缓慢的人，普遍有心烦、反应不灵敏、呼吸急促等问题。因此，容易影响胎儿的氧气供给及发育。

- **脾←→口**：脾开窍于口，其华在唇。如果嘴唇老是干裂，表示脾、胃循环代谢虚弱，宝宝出生后易脾胃弱、食欲差。

- **肺←→鼻**：肺开窍于鼻。现代社会中鼻子过敏的人很多，普遍有过食冰冷寒凉食品、体内湿气重、肺经脉循环不顺畅的问题。有此状况的准妈妈，也会把鼻子过敏的体质遗传给宝宝。

- **肾←→耳**：肾开窍于耳，其华在发。年轻孕妇不应该耳背，如果晚上经常耳朵痒、耳鸣，或是头发日益稀疏，就反映有肾气虚弱现象，这可能会影响宝

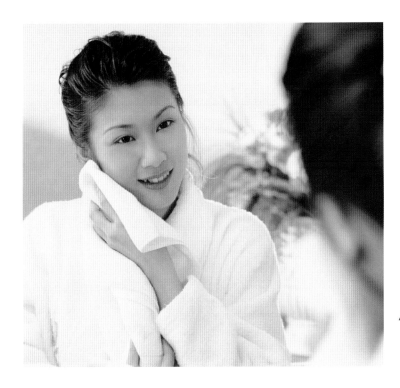

▲ 从自己的五官、脸色来检视身体健康，进一步调养，才能生出健康宝宝。

宝的听力状况。

从脸色观察体质状态

- 青——寒：脸色发青代表寒滞。这类女性经常四肢冰冷、不易受孕，且血液循环不好，排毒能力差，抵抗力弱。

- 赤——炎：脸色常赤红代表火旺。此类女性月经周期多半紊乱，会影响受孕成功率，此外体内可能有发炎情形，也相对容易发脾气。

- 黄——湿：脸色发黄代表湿热。这类女性不仅容易水肿、生痰，还常有白带与泌尿系统的问题，而泌尿系统不洁净，容易在怀孕时期发生泌尿道感染，进而在生产的过程中可能对宝宝造成感染。

- 白——虚：白代表虚弱。很多女性脸色发白，普遍有经血量少、容易失眠、疲累、腰酸等问题，恐造成胚胎不易着床、不孕。

- 黑——塞：黑代表瘀滞。面色黑的女性容易有排泄问题，包括排汗和排尿，此外会有腰骨弱的情形，这会导致卵子不健康，受精卵着床概率降低。

照镜子，也照见自己的身心健康！

当女性患者来求诊，我常教导她们如何通过自己的脸进行自我观察，从观察自己的脸来了解身心健康状况，进而发现问题，并试着寻求解决的方法，将身体不适的毛病解决后，才能有健康的身体，这样可大幅提高成功怀孕的概率。

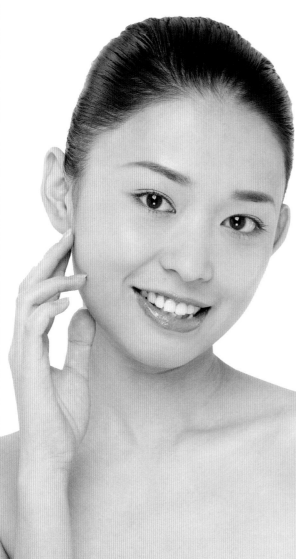

● 额头：有膀胱经脉流布，掌管汗、尿的排出。额头发黑或长痘痘反映汗、尿排得不畅、排得不够。

● 两眉之间：显现肺经脉的状态。发青表示长期虚寒，容易伤风咳嗽，或长期气喘；发红表示即将感冒；发白表示已经感冒；毫毛越多的人心思越细腻，光把毫毛修掉并不能改善状况，应多运动来改善。

● 太阳穴：反映精神状态。布有青筋的人，情绪起伏大，容易头部昏沉不清爽；青筋多而明显浮现者，容易焦躁、歇斯底里。情绪管理不佳，也容易头痛、失眠。

● 两眼之间：大人泛青表示心情担忧，小孩泛青表示受惊害怕；太红，则要注意心血管问题。

● 上眼睑：显现脑下垂体的状态。如果出现泡泡眼或发肿，多因太晚睡或睡眠品质不好，请早点儿休息！

● 下眼睑：显现胃的状态。如果肿胀，代表胃口欠佳，将影响胎儿的营养吸收与发育。

- 眉眼之间：区块宽，表示心肺功能佳，氧气足，母子都不会缺氧。

- 山根之间：显现肝的状态。颜色发青发暗，表示太晚睡、太累了，孕妇熬夜会影响胚胎顺利着床。

- 鼻头：又称"面王"，显现脾脏的状态。脾主意识、统理经血，如果鼻头红通通，代表脾胃湿燥，不容易受孕。

- 鼻翼：显现胃的长久状态。长粉刺、湿疹时，表示饮食习惯不良，影响到胃；胃不好，母子营养吸收差。

- 人中：显现生殖系统状态。如果女性这里长痘痘，代表泌尿系统或生殖系统脆弱或有感染发炎，易不孕或是生产时易对宝宝造成感染；人中的水沟明显，代表肌肉弹性良好，肾气足，生殖系统状态佳；人中的水沟平浅者则腰骨差、肾气弱、体力不济，怀孕时容易腰酸背痛。

- 上唇：显现大肠的状态。偏黑表示有便秘、宿便问题，适度的运动、多喝水和摄取富含纤维的蔬果都有助于排便。

- 下唇：显现胃的最近状态。发红者胃火旺，吃了太多辛辣、油炸类食物；脱皮者肠胃燥热，容易便秘、腹胀，怀孕过程中会很不舒服的。

- 唇纹：上、下唇纹路偏多，代表容易胃痛、消化不良或排泄不畅，影响养分吸收。

- 嘴唇外圈：显现整个腹腔的循环状态。泛青反映腹腔太冷，循环代谢滞碍，影响受孕。

- 下巴：显现腰肾的状态。下巴尖的人先天腰肾较弱；发黑或常长痘痘者，运动不足、腰骨弱、体力差。体弱的孕妇会比较辛苦。

- 张嘴：开合度显现下颌骨肌肉群的弹性。能放入3~4根指头者肌肉弹性良好、咬合佳；如果张嘴张不开，下颌骨又会酸，宜多运动培养体力。咬合不好，会影响食物的摄取和食欲！

- 颧骨：显现肝的状态。此处长的斑称为肝斑。长肝斑或发黑，表示解毒功能不好；熬夜伤肝众所周知。妈妈把肝养好，母子的人生才会是彩色的！

- 耳朵：色发白或发黑，也反映肾气较不足。腰骨差、筋骨不好的孕妇，要挺肚撑10个月可是很辛苦的。

● 利用"十二时辰养生法"帮身体排毒

古人以两小时为一个时辰，《黄帝内经》提及"十二时辰养生法"，每个时辰有当值的经脉。顺应这原理调整作息，并加上"逐月养胎法"，可以让妈妈与宝宝双享健康。

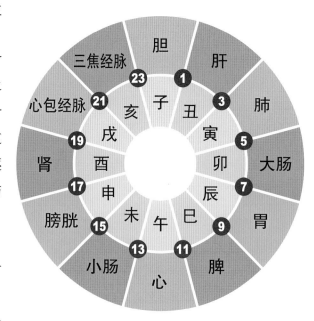

- **子时（23—1时）→ 胆：**

熬夜伤肝、胆健康。胆有问题与吃太快、吃夜宵、青菜摄取太少、吃油脂太多有关，易导致孕妇胀气、胃酸过多，进而让胎儿营养吸收能力变差。

- **丑时（1—3时）→ 肝：**

晚上11点之前，上床睡觉就对了。晚睡伤肝，众所周知，此时孕妇早就该上床睡觉了，否则，影响脐带输送营养，对胎儿发育有不良的影响。

- **寅时（3—5时）→ 肺：**

晨起运动养肺，先做好保暖，喝300～500毫升热水，养护肺呼吸系统。孕妇呼吸系统欠佳、缺氧，会影响胎儿对氧气的吸收。

- **卯时（5—7时）→ 大肠：**

应该培养在此时排便，把代谢所产生的废物和毒素清掉，妈妈和宝宝的大肠排毒效果才会更佳。

- **辰时（7—9时）→ 胃：**

经常不吃早餐，会造成"胃呆"，使胃纳食功能降低，影响食欲和营养供给。妈妈胃好乳汁就会多，宝宝的营养吸收也跟着好。

- **巳时（9—11时）→ 脾：**

  脾统血，脾经脉不好，月经易不顺，就不容易受孕，而在此时吃些小点心，补充营养和热量是非常好的。

- **午时（11—13时）→ 心：**

  最好能稍微午休，让心神安定调和，妈妈情绪好，宝宝脾气才会好。

- **未时（13—15时）→ 小肠：**

  此时正在吸收营养，所以午餐最好能在下午1点之前吃完。糖类在下午的吸收力最弱，此时吃点甜食或喝些下午茶，有助于稳定情绪。

- **申时（15—17时）→ 膀胱：**

  适度的走动有助于把汗、尿排出。

- **酉时（17—19时）→ 肾：**

  很多人在晚间7点后才吃晚餐的习惯并不理想，最好在7点之前吃完。酉时是补肾气的时间，肾气不足，孕妇容易腰酸背痛。

- **戌时（19—21时）→ 心包经脉：**

  辅助心脏功能和心血管运作，此时应放松心情，避免激烈的活动，孕妇更应在此时适度休息。

- **亥时（21—23时）→ 三焦经脉：**

  上焦管心肺、中焦管脾胃、下焦管肾和膀胱。儿童晚上9点前上床睡觉，才能"一暝长一寸"；孕妇晚上9点前睡觉，才能消除疲劳，提升免疫力。

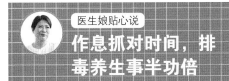

医生娘贴心说

作息抓对时间，排毒养生事半功倍

生活步调对身心健康的影响是正面还是负面，和时机有关。合乎时辰养生原则的作息，是最聪明的选择，能将体内的毒素和废物顺利排出，达到修复脏腑健康与功能的效果。白天肾上腺素分泌旺盛，晚间副肾上腺素分泌旺盛。若偏要逆势而行，晚上熬夜不睡，使肾上腺素飙高，久而久之，不生病才怪。吸收方面：睡前喝牛奶效果最好；想吃蛋糕，在下午吃，比较不容易发胖，但摄取量还是要控制；至于脂肪，晚餐时能被完全吸收，所以最容易在体内堆积。

二、请先了解，怀孕后身体面临的改变！

对于没有怀孕经验的女性来说，很难想象体内多了宝宝之后，身体会发生哪些改变？曾有读者问："郭老师，听说怀孕会让整个人放大一圈，包括手指头、脚丫子都会变大，是真的吗？"才不是这样呢！

怀孕的"胖"和一般发胖不一样

当我们发胖时，体内脂肪会大量增加，并且遍及全身包括内脏器官，增加几千克体重，就会明显感觉到脸颊、下巴、手臂、腰部都发福了。同时，不同年龄的女性受到雌激素影响，变胖位置不太一样。例如：女性20岁之后容易胖在下半身，40岁之后容易胖在腰腹，更年期之后容易胖在上半身。

可是怀孕不一样！无论多少岁怀孕，准妈妈体形的最大改变，首先在肚子，其次是胸部，至于四肢和脸形的改变相较于胸、腹部，则显得较不明显。

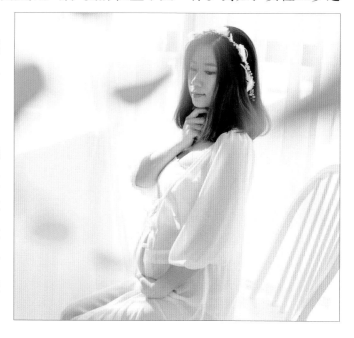

食欲、体形、内分泌都产生变化

不可否认，怀孕会让女性除了肚子变大，还会使身体发生很多的改变，但我却觉得怀孕是女人最美丽的阶段，集喜悦、自信、关注、母爱于一身。

❶初期害喜，食欲会降低、喜好口味大逆转

并非每个孕妇都会害喜，出现害喜症状的时间及为期长短也不同，有人受孕后很快就发生孕吐，有人到生产时都不知害喜为何物。害喜的孕妇通常食欲会变差，所以不少准妈妈在怀孕初期体重不增反减。等度过初期、迈入中期时，害喜症状渐趋和缓，食欲也慢慢回升。有趣的是，不少孕妇的饮食习惯大变：原本爱吃鱼的人，可能一闻到鱼腥味就呕吐；有人原本怕酸，怀孕后却嗜酸如命。**也有人害喜时什么都吃不下，唯独想吃某种食物，但为了母子健康，营养均衡是必需的**，而且应避免吃含有化学添加物的东西，例如，添加色素、人工甜味很多的蜜饯就不宜多吃。如果想吃的东西对健康无害，满足一下口腹之欲又何妨？

❷腹部变大，多数人会出现妊娠纹，子宫撑大约40倍

由于胎儿的成长是渐进的，子宫和腹部的撑大速度非常缓慢，例如：
• 怀孕4周，胎儿约1克，头臀长约1厘米。
• 怀孕12周，胎儿约20克，头臀长约5.5厘米。
• 怀孕20周，胎儿约300克，头脚长约25厘米。
• 怀孕28周，胎儿约500克，头脚长35~38厘米。
• 怀孕40周临盆，新生儿1500 ~ 2000克，头脚长约50厘米。

这些数据只是参考值，但可大致想象：在怀孕前3个月，若不穿贴身衣物，旁人根本感觉不出你的体态变化；5个月左右，肚子明显隆起，旁人能察觉你是孕妇；等到7个月，孕味十足，地铁或公交车上会有人给你让座；到

了怀孕后期，胎儿越长越快，准妈妈的腰腹增大会越发明显。**足足40周的时间，让女人的子宫从鸡蛋大小变成西瓜大小，尺寸相差40倍之多；产后再用4～6周的时间，让子宫恢复原状。**

在这个过程里，腹部皮肤纤维被撑大而断裂，于是产生妊娠纹。民间很多产品号称能预防或改善妊娠纹，效果见仁见智。我认为预防妊娠纹的最有效方法，就是不要短时间快速变胖，只要宝宝循序渐进地长大，妈妈慢慢增加体重和腹围，不要胖得太多、太快，那么妊娠纹即使出现，也不会太严重。

❸胸部肿胀且敏感，乳房弧度更圆润，罩杯升级

从怀孕初期开始，受孕激素和雌激素的影响，乳房开始肿胀，乳头颜色加深且变得敏感，有些孕妇甚至觉得接触到胸罩会不舒服；只要感觉原有的内衣压迫到乳房，可提早换购孕妇专用内衣。

到了中期，乳腺更加发达，这时就得穿孕妇专用内衣了。有些准妈妈的乳头会有少许分泌物，有些人则是到怀孕后期才会有。分泌物以温水轻轻清洗就可以了，**请不要用力搓洗，也不要按摩，以免刺激子宫收缩。**

到生产之前，胸部升级2～3个罩杯，乳腺特别发达的孕妇，增加的尺码会更惊人。挑选有支撑效果、质地透气又柔软的全罩式内衣，可让胸部的不适减轻许多。

有些女性担心，孕期胸部变丰满，产后缩回原尺寸，会不会因此下垂？坦白地说，通过努力是可以预防的。产后瘦身的方法如果得宜，即使缩回原来尺寸，也是循序渐进地，这样下垂的情形便不易发生；产后加上适度的按摩，有些妈妈的胸部甚至能比生产前还要丰满。

❹腰、臀、腿的曲线，比怀孕前略为丰腴

怀第1胎时到4个月左右才能看得出来，怀第2胎时却提早能看得出肚子变大，怀孕最后2个月，肚子变大的速度很快，确实会让腰、臀变粗壮。如果产后运动得宜，这些丰腴问题是能得到改善的，即使腰围稍微增加也不至于落差太多。怀孕时双腿也会变粗，有的人腿变圆润，有的人则是水肿使然。

❺血液要增量以分给宝宝用，等于浓度被稀释

通过胎盘，宝宝可从妈妈的血液里得到所需的氧气和养分，**所以从怀孕开始，妈妈身体对血液的容积会大量增加，最多达到1.5倍，等于原来的血液浓度被稀释，原有的携氧量降低，所以很多准妈妈出现头晕、嗜睡的情形，**产检时也会发现血红素偏低。从这一点即能理解，为何饮食营养在孕期和产后是如此重要。

❻"雌激素"和"孕激素"，让免疫系统和胃口变好了

怀孕带来的改变不都是负面的，上天为了帮助"身怀重任"的准妈妈平安度过怀孕期，有自然机制呵护着她们。怀孕期间，"雌激素"的分泌量会高达平常的100倍，加上"孕激素"一起起作用，带来不少好处，其中最典型的是免疫力提升了，初期害喜的症状逐渐消失后，食欲也会慢慢恢复。常有孕妇告诉我："郭老师，我以前常落枕，现在都不会了！""郭老师，我怀孕之后，好像变成无敌铁金刚了！"恭喜，这是上天在疼你和小宝宝！

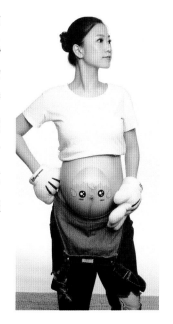

三、务必掌握，怀孕期的合理体重数字！

"怀孕40周，你一共胖了多少？"这是所有妈妈谈不腻的话题。正常状况下，到底增加多少千克算合理？有没有需要做个案讨论？胖太多或胖太少会有什么问题？

怀孕40周，总重量别超过12千克

常言道"怀胎十月"，妇产科以4周为1个月，完整40周孕期可区分为3个阶段，分别是初期3个月、中期4个月以及后期3个月。尽管每位孕妇状态不同，但仍希望各阶段的发育和增重速度稳定，将体重管理维持在理想范围中，倘若突然超重太多，妈妈和宝宝的风险都会增加。

● 怀孕3个阶段的理想增重

·怀孕初期（**1～12周**）：增加1～2千克。

·怀孕中期（**13～28周**）：增加3～4千克。

·怀孕后期（**29～40周**）：增加4～6千克。

总而言之，在一般情况下，在孕期40周里，准妈妈最理想的状态是增加8~12千克。

● 体重慢慢增加，对母子健康的伤害较小

准妈妈的体重固然非增加不可，但缓慢增重比快速增重要安全，对身体的伤害也较小。例如，妊娠纹就是肚子或胸部快速变大的后遗症，很快便将皮肤纤维拉断；如果变胖的速度放慢，使用橄榄油或椰子油搭配按摩，可让产生妊娠纹的情况有所缓和。

当孕妇快速增重时，**身体负担加剧，心脏必须流出更多血液，很容易导致血压升高，一旦演变成妊娠高血压**，不仅孕妇危险，还会影响胎盘功能，甚至引发早产；有些**孕妇体重失控，以致血糖值飙升，一旦变成妊娠糖尿病**，并发症极可能危及母子安全。

● 孕前身材的胖瘦，影响增胖幅度

8～12千克是怀孕增重的理想数值，但是如果准妈妈孕前过瘦或过胖，则有必要做个案讨论。

参考美国妇产科学会的建议，一般认为怀孕前**体重过轻，身体质量指数（BMI）低于18.5的准妈妈，可以增重12.5～18千克**；如果怀孕前**BMI达到30**，也就是中度肥胖以上，建议增加**5～9千克**就足够了。

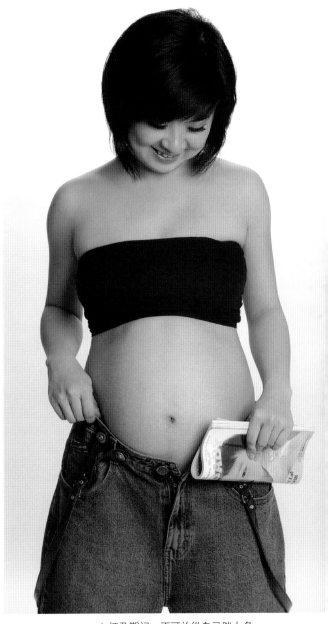

▲ 怀孕期间，不可放纵自己胖太多。

体重超出太多，将会带来负面影响

孕期里增加过多体重，其实大多数都胖到妈妈身上，宝宝体重不一定会增加很多。请相信孕妇胖太多是不明智的，会给母子带来健康风险。

● 对孕妇造成的伤害

怀孕期间增重太多，对孕妇会造成各种伤害，例如，身体筋骨的负担变大，**腰酸背痛、失眠、便秘的情况也会变严重。**

在怀孕20周之前血压上升，但没有蛋白尿或水肿现象，就是"慢性高血压"；如果在怀孕20周之后血压上升，收缩压大于140毫米汞柱（1毫米汞柱=133.322Pa）、舒张压大于90毫米汞柱，就会演变成"妊娠高血压"。

妊娠高血压如果伴随着蛋白尿或水肿，就是所谓的"子痫前症"，准妈妈会觉得视力模糊、头痛、肩颈僵硬，通过检查会发现肝、肾异常，甚至出现肺水肿，对身体有很大的危害。而子痫前症如果还伴随着痉挛，就会演变成"子痫症"，严重时可能导致头痛、眼压过高或视网膜剥离等严重后果。

有些孕妇原本血糖正常，但快速发胖后，出现碳水化合物代谢异常的情形，变成了"妊娠糖尿病"。妊娠糖尿病除了引发妊娠高血压，还会带来"水肿""酮酸中毒""急性肾盂肾炎""难产"等问题。

● 对胎儿造成的伤害

妈妈体重超标，对胎儿也会造成伤害，例如，妊娠高血压会导致血管收缩，导致胎盘受影响，功能退化得很快，进而使营养输送不良，胎儿发育迟缓，出生时"体重偏低"，还可能造成"胎盘提前剥离"，迫使孕妇早产。出生后，宝宝出现"新生儿呼吸窘迫"的概率也很大。

妊娠糖尿病常伴随着"羊水过多症"，随着并发症不断出现，孕妇早产的概率大增，此外严重时可能造成胎儿"先天畸形""胎死腹中"的不幸事

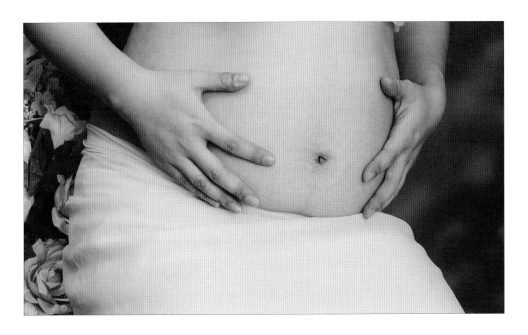

件，也可能出现"巨婴症""新生儿黄疸症""新生儿低血糖症""新生儿低血钙症"等问题。

● 增加生产过程中的危险性

通常孕妇过胖，脂肪会堆积在产道，加上胎儿很可能过大，容易出现"肩难产"的情形，或出现"产道撕裂伤""产后出血"等情况。

● 对产后妈妈造成的影响

没有女人不爱美，如果怀孕胖太多，以致产后无法迅速恢复身材，这会严重影响产妇的心情，有些人的产后忧郁症因此变得更严重。

另外，自然产有会阴伤口，剖腹产有下腹伤口，**体重过重将使会阴受到较大压迫，脂肪太多则使剖腹伤口复原变慢**。因为身材走样，产妇本身若自信心不足，会对夫妻间的性生活产生排斥感。

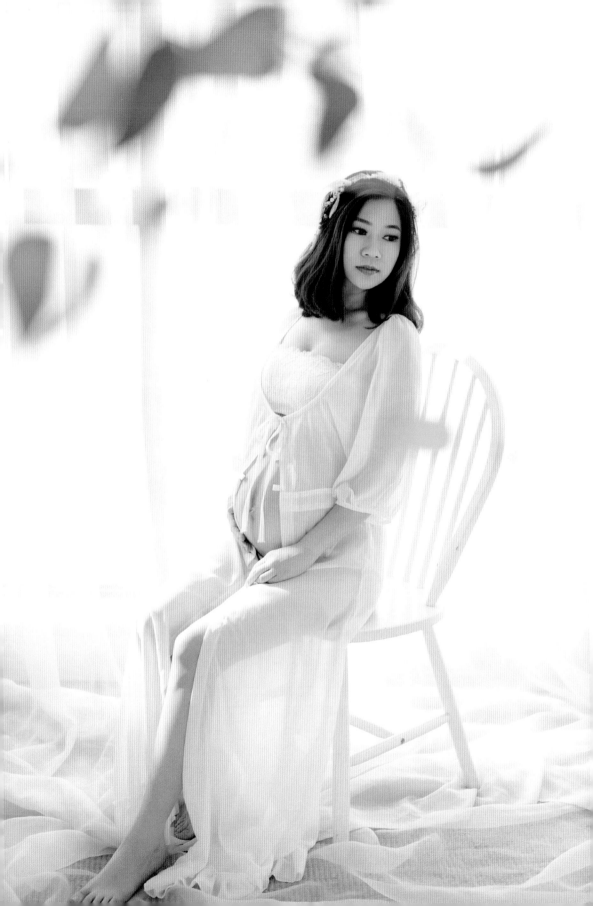

第2章

PART 2

做对5件事，就能避免“怀孕暴肥、产后难瘦”！

现代社会，很多国家的人口出生率越来越低！

许多年轻女性表示婚后不想生小孩，

理由除了“孩子会占用太多精力”之外，

“不想因怀孕胖得不成人形”是最常出现的说辞。

如果女性对孕期和生产多一点儿了解，并建立正确观念，

就会明白没必要因为怕身材变形而放弃生育，

只要怀孕不暴肥、产后能瘦身，

作妈妈还是可以美美哒！

一、别再用错误的"养胖"观念自我催眠！

很多长辈基于呵护、疼爱的心情，一听说女儿或媳妇有孕，就不断提供美食和补品；作为晚辈，想拒绝，却之不恭，全接受，未必吃得消。至于小夫妻，打从知道有孕开始，常因过度开心而放纵口欲，"吃"成了撒娇和疼惜的表达方式，不少准妈妈在怀孕初期就胖了一大圈，连老公也跟着发福。

把"变胖"合理化，是造成过度发胖的主要原因

没有谁愿意承认自己贪嘴，"不是我要吃，是孩子要吃"是准妈妈的专属台词。记得怀老大时，我曾深夜想喝花生汤，尽管知道不该吃夜宵，但想到花生仁绵密软烂、花生汤香甜浓稠，我在床上就翻来覆去睡不着，最后只好把先生叫醒，告诉他："宝宝想喝花生汤。"

许多胖妈妈有此类似是而非的观念，这往往是造成体重超标的主因。

错误观念 1

为了孕育小生命，身体变胖是天经地义

这个观念是天大的误解，尽管各种媒体不断教育"孕期应适度控制体重"，医界也提醒"孕妇胖太多会增加母婴双方的危险"，可是多数准妈妈还是愿意相信"胖一点儿没关系，生完再减肥，反正是为了孩子好。"

为了孕育新生命，上天让女人用40周的时间，逐步调整身体和心理状态，迎接小宝宝的诞生，每位孕妇最该充实的，不是过多的脂肪，而是育儿和健康养生的常识。**请切记：逐月适当增重才是天经地义，变肥发胖则**

不是。

多吃多营养，反正"一人吃，两人补"

"一人吃，两人补"是句很有名的广告词，就孕妇和胎儿之间的营养输送状态而言，此话不假。错误在于孕妇自我催眠"多吃的都会补到孩子身上"，然后放纵自己想吃就吃，吃下太多不需要的食物，导致热量过剩，肥肉几乎都跑到妈妈的身上！

要知道，那些多出来的营养，胎儿未必能和你分享；这些营养素，也未必是胎儿所需要。万一吃得不健康、不安全，反而会造成伤害。在怀孕初期，胎儿所需其实不多。妇产科医师建议，**初期维持正常饮食，做到营养均衡最重要**，如果担心不足，再多加一杯牛奶就够了。

"怕胖不吃"，是导致婴儿不健康的致命错误

我看过不少自作聪明的孕妇因为怕怀孕影响身材或日后无法恢复，刻意在怀孕时减肥或催吐，设法让体重不增加，她们的手脚依然维持纤细，脸蛋也几乎没变，肚子更是小到不行。每当遇到这类孕妇，我总会提醒："要小心呀！营养不足会妨害宝宝发育。"

胎儿小才好生，出生再帮他补就好了

准妈妈过胖、胎儿过重，的确容易难产，于是有人自作聪明推出错误的论点，认为孕妇瘦一点儿才好，胎儿越小越好生。曾有准爸爸拜托我劝他过瘦的太太，别刻意不吃。妇产科医师已提出宝宝太小的警告，这位准妈妈却回呛："紧张什么，生出来再喂好一点儿的奶粉就是了。"

▶孕妇太胖太瘦都不是福，逐月适当增重才是母子双赢

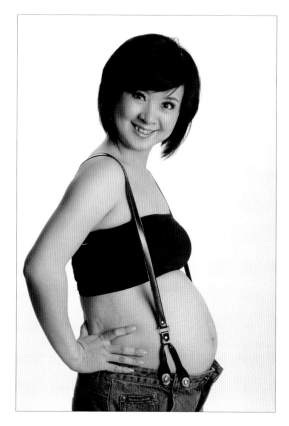

我告诉她，事情没那么简单，胎儿发育在每时每刻有不同的进程，例如，第5周起神经管和心脏开始发育、第10周卵巢或睪丸已形成、第13周肝脏会制造胆汁……。孕妇不提供足够的营养，胎儿可能发育不良、体质羸弱，甚至酿成先天性疾病或造成流产；即使顺利诞生，想要事后补救，已错失发育时机。同时，一旦孕期有状况而早产，胎儿发育不良、体重过轻都会影响其存活率。

要胖要瘦，取决于正确观念和自我控制

孕妇周遭亲友的"耳语"具有很大的影响力，除非准妈妈自己定力够。倘若另一半每天甜言蜜语："无论你多胖，我都永远爱你！"多数女人则很难保有危机意识；或是听别人说：某某某怀孕胖了18千克，谁谁谁两胎都增重20千克！于是把肥嘟嘟视为理所当然。

胖瘦取决于你个人，当有心想控制体重时，就不会失控过胖。这一点，不要放弃。

二、学会在孕期里吃得聪明！

到底怀孕期间，准妈妈该怎么吃，才能让宝宝有足够的营养，但又不会过多呢？

接下来我会教导准妈妈们，依照自己的体重和身体状况，来增加应该摄取的热量，并随着怀孕不同阶段循序渐进增加分量，此外也应该每次听取产检医师的建议来调整。

孕妇有必要去了解各种食物所含的能量和营养素，并知道哪些东西不该吃。让自己吃得饱，营养充足，吸收的热量不至于不够或过量——吃得聪明，这是孕期里的重要课题。

孕妇"暴肥"，是毫无规划和放纵口欲的结果

罗马不是一天建成的，胖妇当然也不是。有时孕妇在两次产检之间，因过度放纵口欲而暴肥，导致再次产检时体重超标。下列情况有任何一种出现时若能保持警觉，就不至于胖得太离谱。请自我提醒：**除了所需的热量，每额外摄取7700大卡热量，就会胖1千克！**

● 吃太多，热量爆表自然会肥胖

所谓吃太多，是指热量摄取过高。假如你是体重和BMI都正常的孕妇，在怀孕初期，**"千克数×30大卡"，就是你一天所需的热量。**以50千克为例，1500大卡就是每天应摄取的热量，要分配在一天三餐和点心中，可以依照作息来调配。到了中、后期，每天至少要再增加300大卡，也就是1500大卡＋300大卡＝1800大卡。

在此前提下，对于有些食物还是该留意。例如炸鸡腿便当的热量常超过1000大卡，姑且以1000大卡计算，如果中午吃了炸鸡腿便当，就得把剩下的500大卡分配给早餐、晚餐和点心，很显然，这种做法是错误的！炸鸡腿便当不是孕妇的理想食物，最好避免。如果嘴馋想吃，偶尔为之，不妨把炸鸡腿换成卤鸡腿，或把大鸡腿换成小分量的鸡小腿，记得把炸衣和鸡皮剥掉，这样至少减去200大卡。

现代上班族由于作息时间安排，普遍较晚吃晚饭；建议孕妇在下午可吃些点心，也可以喝杯牛奶或豆浆，或是吃个苹果、香蕉等热量不高却能补充营养和止饥的水果。

多数食品包装上会标示热量，购买之前请先心算一下，例如注明"每份60克／50大卡"，50大卡似乎不多，但请留意这包零食的实际重量，如果是300克，300÷60＝5份，一口气吃完就等于摄取了50大卡×5＝250大卡。

● 吃太好，营养过剩会有后遗症

我知道"吃太好"的定义很模糊，有人觉得鲍鱼、燕窝才算"好"，难道吃太好是指饮食太丰盛吗？相比之下，我比较希望用"营养过剩"来定义。

营养过剩有多种副作用，胖，不是唯一的后遗症。我曾看过不喝水、只喝饮料的女孩，怀孕后，她自觉喝那么多含糖饮料不好，于是改喝鲜奶；除了三餐饮食中的汤汁，她一滴水都不喝，先生只好在冰箱里塞满鲜奶，无限量供应她喝个够。怀孕8个月时，医生告诉她要有提前催生的心理准备，因为胎盘已严重钙化。钙化的情况和她只喝鲜奶不喝水，应该有关联。水非常重要，是负责身体净化和平衡的大功臣，绝对不能不摄取；牛奶虽然有营养，但过度摄取反而适得其反。所有的营养素都是如此，大量摄取单一营养素，或完全不吃都是错误的，一定要营养均衡。

我还看过爱吃甜食，怀孕后变本加厉，饭后狂吃蛋糕的孕妇，后期整个人肿得像气球。因为摄取过多糖类，胰脏必须大量分泌胰岛素，加上到了怀孕后期，整体活动量变少、囤积多，胰脏也疲乏了，于是血糖值飙升，得了

"妊娠糖尿病"。

● 吃太随兴，营养不均衡

怀孕时我的胃口很好，可是身为中医师的太太，我随时会被提醒应该忌口。"这个最好别吃，对你、对孩子都不好！"每当我的另一半这么说，我就会乖乖放下食物。

有些孕妇吃得太随兴，生冷寒凉不忌，也不管怎么烹调才健康。例如，烧烤固然香喷喷，可是高温让蛋白质变性，容易变成致癌物，一般人都不建议多吃了，何况是孕妇！不如改变烹调方式，把烤鱼改为蒸鱼，相对会合适许多。

总之，减少外食概率，避开食品安全问题，拒绝化学添加物，设法让营养均衡，对孕妇、对胎儿才有保障。

谨守饮食"三不政策"，才能让母体和胎儿健康

为了保有健康，杜绝疾病、后遗症，请准妈妈们谨守下述的"三不政策"。

❶不可口渴，否则胎儿容易发育不良

妈妈和胎儿之间是靠子宫、胎盘和血液来联系的，如果摄取的水分不够，血液无法维持正常浓度，会是很糟糕的情形。当妈妈口渴，代表身体缺乏水分，宝宝也会不舒服；而发育需要水分，如果妈妈经常口渴，极有可能产生胎儿发育不良等后遗症。

❷不可饥饿，否则胎儿会抢走妈妈的营养

妈妈和胎儿的关系有点儿像供需双方，必须维持平衡。孕妇如果经常处

于饥饿状态，本身营养不够，就无法为胎儿提供足够的营养素。为了生存和发育，这时胎儿会不客气地抢走他所需要的，换言之，等于掏走了妈妈的"老本"。常听到孕期或产后掉牙、掉头发、指甲容易断裂的例子，就是这个原因。

❸ 不可疲累，否则胎儿先天体质会虚弱

休息不够、日夜颠倒、心力交瘁，这些都是孕妇的大忌，会影响胎儿的发育。妈妈在怀孕期间如果元气很弱，生出来的婴儿通常个头小（糖尿病者例外，会生下巨婴），而且先天体质羸弱，比较不好带，也会影响发育成长的速度。

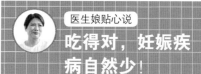

医生娘贴心说

吃得对，妊娠疾病自然少！

让孕妇闻之胆寒的妊娠高血压、妊娠糖尿病、子痫前症、子痫症等，可以通过饮食管理和调整作息来改善。

例如，把饮食中的钠含量降低，改掉高盐、高糖、高脂肪的饮食内容，并把熬夜的坏习惯戒除，血压和血糖会逐渐恢复正常，上述四大疾病也会渐趋稳定。

准妈妈的"饮食黑名单"，最好能避免就避免

以下20种食物，是孕妇最不该吃的东西，请把它们列入黑名单，一定要说"不！"。

①炸鸡：热量高、油脂多，会导致孕妇、胎儿都变胖。

②炸薯条：热量高，甚至含有可能致癌的物质，会通过胎盘传递到胎儿身上。

③可乐：含有咖啡因，摄取过量会增加流产的风险。

④珍珠奶茶：热量超高，且含有化学添加物。

⑤甘蔗汁：太甜，属性寒凉。

⑥椰子汁、烧仙草：属性寒凉。

⑦动物内脏：含有重金属、瘦肉精。

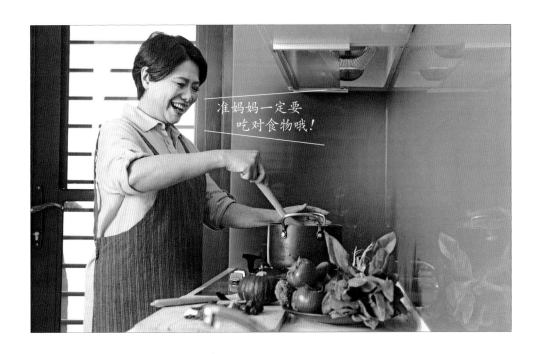

准妈妈一定要
吃对食物哦!

⑧ **烤比萨**：容易导致上火，造成孕妇体质变得燥热。

⑨ **烧烤串烧**：容易导致上火，使蛋白质变性，会产生致癌物。

⑩ **还原、浓缩果汁**：这些都是非天然果汁，太甜且添加化学添加物。

⑪ **臭豆腐**：发酵过程令人担忧，且可能致癌。

⑫ **麻辣锅**：太过刺激易导致孕妇体质变得很燥，影响胎儿健康。

⑬ **地瓜**：无论炸或烤地瓜，都容易引发胀气，且会破坏中药性。

⑭ **奶油蛋糕**：含有大量反式脂肪，对心血管不利。

⑮ **咖啡、浓茶和调酒**：咖啡因和酒精都会通过胎盘传递到胎儿身上。

⑯ **无鳞或甲壳类海鲜**：鱿鱼、虾、蟹等，非常容易造成过敏。

⑰ **生鱼片**：可能含有超标细菌。

⑱ **生菜沙拉**：属性寒凉，且细菌数容易超标。

⑲ **蜜饯**：化学添加物很多，且高盐、高糖、高钠，多吃会影响健康。

⑳ **腌制品**：包括腊肉、火腿、热狗、香肠等，含有添加物亚硝酸盐，尽量少吃。

三、了解产后荷尔蒙变化并小心应对！

每个人无时无刻不受荷尔蒙影响，尤其初次怀孕对女性的身体而言，是前所未有的巨大改变，为了适应这个状态，荷尔蒙将出现非常剧烈的变化。有些人一怀孕就严重害喜，成天想吃辣或某样食物，这代表母体微恙，还没准备好进入孕育状态，这时应保持警觉，留意作息安排和营养摄取。

胎盘分泌激素为宝宝护航

从受孕那一刻起，身体的运转效率发生改变。胎盘在孕期里扮演重要角色，除了输送氧气和养分给胎儿，还和卵巢一起肩负起分泌荷尔蒙的任务。

● 孕激素与雌激素共同作用

"孕激素"又称为黄体激素，主要由卵巢黄体细胞所制造，从怀孕第3个月开始由胎盘大量分泌，浓度是平时的50～100倍，是排卵后的20～40倍。"雌激素"又被称为动情激素，主要由卵巢卵泡细胞所制造，肾上腺也会少量制造，怀孕期间胎盘也开始分泌，以维持其较高的浓度。

"孕激素"和"雌激素"是妊娠期间最重要的两大荷尔蒙，相辅相成，形同妈妈和宝宝的护身符——**"孕激素"让受孕后维持高温期，并促成子宫内膜为受精卵着床做准备，还会促进孕妇的乳腺发育，**随着孕期进展，孕激素越来越高，直到临盆前浓度忽然降低，子宫收到通知便开始收缩，为分娩拉开序幕；**"雌激素"则使子宫内膜增厚，使胎儿在子宫里安稳地成长，**产前会使阴道分泌物增加，让阴道壁增厚并具有弹性，为分娩做好准备。

● 生产后"胎盘激素"功成身退

从宝宝脱离母体、独立呼吸的那一刻起，胎盘就功成身退；通常在宝宝出生后10分钟内，胎盘便会被完整地分娩出来。

胎盘会分泌多种激素，孕激素和雌激素是其中最重要的两种。整体来说，**"胎盘激素"能促进孕妇的新陈代谢，并加速脂肪的分解和氧化**。产后胎盘剥落并娩出，产妇体内的胎盘激素迅速消减，从高代谢率转为低代谢率，此时特别容易发胖，身体则会倦怠无力、血液循环变差，容易出现身体水肿和情绪低落等情况。

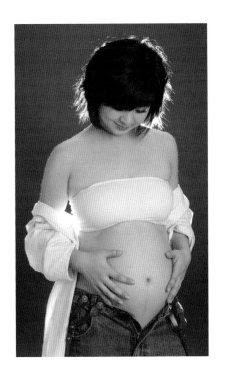

随哺乳状况自动调整身体的"泌乳激素"

上天对妈妈和宝宝是极厚爱的，由于胎盘激素锐减，如果妈妈产后状态不佳，要如何照顾新生儿？这时脑下垂体会分泌"泌乳激素"，帮助产妇晋升至新的人生阶段。

● 泌乳激素大量激生促进母乳分泌

"泌乳激素"又称为"催乳素"，平时**负责刺激乳腺发育，生产后能促进乳腺分泌乳汁，这时浓度会上升至平时的20倍**。怀孕期间身体里已有泌乳激素，只不过暂时被孕激素抑制住，毕竟胎儿还没出生，母体无须分泌乳汁。等宝宝一出生，孕激素和雌激素锐减，泌乳激素开始发挥作用，而宝宝吸吮乳头也会促进泌乳激素的分泌，于是母乳便会源源不绝地涌出。

与此同时，卵巢的排卵机能会被泌乳激素抑制，这是自然机制，让产妇可以专心哺喂新生儿，不会立刻再受孕。

● 停止哺乳，泌乳激素自动减缓，且重启身体

产后3个月，"泌乳激素"的浓度会慢慢降回标准，不过每个人状态不同，有些人到6个月后才完全恢复，有些人不断哺乳就维持偏高状态。如果需要提前回奶，停止哺乳2～3周后，乳汁就会退掉，但这期间要小心护理，我们在后续的章节中会详加说明。

通常，通过饮食控制就能顺利回奶，如果不顺利而需要帮助，可寻求医师协助。当泌乳激素停止分泌，身体重新启动，排卵机能会恢复，这表示将有月经；若不想怀孕，请小心避孕。同时请留意体重和体脂肪，避免回奶后发胖。

 医生娘贴心说

为什么坐月子这么重要?

当宝宝诞生，脐带一剪，胎盘娩出，大脑立即接到通知，激素骤然变动。胎盘激素的消失，有如抽走妈妈的支撑力量，生理、心理都面临挑战，产后哺乳对于母体更是一大消耗；这时得靠坐月子来帮助产妇，支持她将身心调整回最佳状态。

营养均衡、滋补元气、料理美味的优质月子餐，可修复、补养怀孕前不理想的身心状态，让体质变得更好、情绪更趋平和，且影响乳汁的质和量，辅以正常的作息、适度的运动，让身体有氧，自然能排毒净化，塑造更新的身心状态。

选用优质的月子餐，遵守坐月子的相关禁忌，对女性朋友而言尤为重要，由此可见一斑。

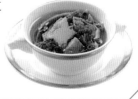

四、务必注意产后七大症状警讯并设法改善！

有些产妇因体质不佳出现不适症状，其中绝大多数与体内循环代谢有关，有些则是伤口愈合不良所导致的。产后护理须格外细心，不要忽视身体发出的警讯，必要时随时求医，产妇身体循环代谢好、恢复快，才有可能变健康、变窈窕。

事出必有因，以下7种状况代表产妇在某方面出了问题，并建议如何着手进行改善。

❶脸色苍白，缺乏血色

正常情况下，自然生产出血量在300毫升之内，剖腹生产的出血量大约500毫升，虽在身体能负荷的范围内，但准妈妈的血红素如果本来就偏低，还是会有影响。这类产妇需要加强滋补气血的月子餐，**补充优质蛋白质、铁质和叶酸，强化造血机能**，经过调养恢复健康。

❷脸部水肿或脚水肿

产妇常发生水肿的部位，主要在脸部、脚踝、脚背、小腿等处，通常产后1周会明显改善。水肿的问题大都出现在心和肾，这时**最好多吃能促进排湿的食物，通过流汗、排尿来改善水肿**。例如，无糖红豆汤可以滋补心脏又能去水消肿，若觉得吃起来太涩，可加少许盐来中和味道；又如，四神汤是补肾利湿的好食物，产妇吃的时候，不加酒和猪肠、猪肚。

❸ 伤口疼痛

采取自然产的妈妈，产后几日如果坐着压迫到会阴，会引起原本的撕裂伤和缝合处疼痛。至于剖腹产的妈妈，下腹部会有一道10～15厘米的横切伤口，内层子宫、肌肉、筋膜上的缝线，需1个月左右才会被自行吸收。每个人复原力不同，很多时候伤口外层已愈合，内层却尚未完全修复，不时隐隐作痛。

如果疼痛感很强烈，应请医师判断有无感染。至于饮食，可**加强蛋白质摄取，黄芪饮品或汤品也能促进肌肉组织再生**，帮助伤口及早愈合。

❹ 便秘或长痔疮

剖腹产的妈妈因为产后3天伤口很痛，几乎不太敢动，之后也不会马上做运动，并且肠道蠕动比较差，因而引发便秘的概率颇高。自然产的妈妈因为生产时用力不当，很可能造成痔疮问题。预防这些情况，**怀孕后期及坐月子期间请避免吃面食类食物（包括蛋挞、面包、馒头、水饺等），多吃糙米饭和蔬菜，即可预防便秘**。

❺ 出现头晕想吐的麻醉后遗症

剖腹产大都采取半身麻醉，也就是脊柱硬膜外麻醉，对妈妈和胎儿而言，这比全身麻醉的安全性高。麻醉过后，大多数产妇不会有太大反应，少数人会有**头晕、想吐、腰酸、畏寒、发抖的情况，这时最好平躺休息，让麻药自然代谢**。

❻ 情绪烦躁

荷尔蒙的起伏可能令一些产妇忧郁、烦躁或挑剔。请先生、家人和亲友多给予鼓励和支持，尤其要让产妇晚上能睡个好觉。满月后，偶尔将宝宝托

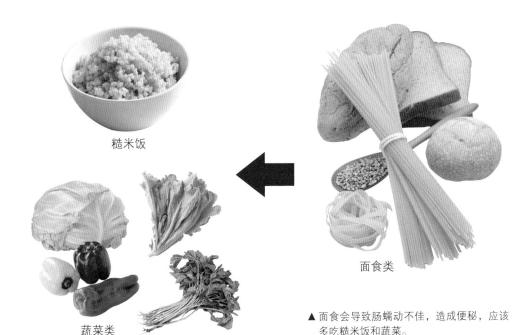

糙米饭

面食类

蔬菜类

▲ 面食会导致肠蠕动不佳，造成便秘，应该多吃糙米饭和蔬菜。

付给家人几小时，和先生外出散心或看场电影，放松一下心情，对舒解育儿压力会有帮助。

❼ 奶量分泌不足

产妇的泌乳激素和所摄取的营养素，两者只要有一项不足，奶量便会减少，质量也会降低。泌乳激素正常、吃得正确、睡得充足，并按照医护人员指导的方法按摩乳房，多补充汤品类补品，例如"哺乳茶"（参见第171页），奶量一定会不断增加。

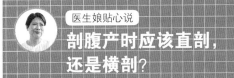

医生娘贴心说

剖腹产时应该直剖，还是横剖？

这是个争议不断的话题，并无标准答案。以前剖腹产采取直剖，现代西医大都改为横剖。

然而身体的经脉流布是直线走势，一刀横切下去，等于从身体正中线的任脉、两旁的肾经脉以及乳头对应下来的胃经脉切过去，无异乎使与经脉交界的断处都是伤口；如果保养不得宜，随着妈妈年龄增长，有人会出现瘙痒或抽痛，甚至将来可能演变为慢性病。

五、适度改良传统的坐月子模式！

有句老话："妈妈身体好，宝宝是宝；妈妈身体差，宝宝是草。"产妇好好照顾自己，才有体力照顾小宝贝。排除一切障碍，好好坐月子，将传统习俗与现代需求结合，找出最棒的、最适合自己的坐月子模式。

三大问题让坐月子反而危害身体

传统的坐月子方式可用"大量囤积，消耗有限"来形容，稍有不慎反而失了健康，我觉得要克服三大问题，才能当好现代妈妈。此外，**坐月子的天数，建议从4周延长为12周，即使因需要提前上班，也可以秉持调养原则**，继续呵护自己。

❶睡过多▶ 头昏脑涨，精神越睡越差

根据相关规定，职场女性生产可有相应的产假。很多家庭的长辈会禁止女儿或媳妇出门行走，鼓励她们尽量卧床、尽量睡觉，这简直快把年轻人逼疯了。除了刚生产完那几天，由于身体虚弱会乖乖睡觉，之后很难睡满10小时，有些人甚至会头昏脑涨，精神越睡越差，连食欲也受影响。

改良方法

我们要认同老人家所言，坐月子不宜四处走动。一来自身状况尚在撤消阶段，往人群里钻会增加被病菌传染的机会；二来此时应尽可能和宝宝在一起，这是母子共处、增进默契的黄金时期，所以尽量留在家吧！

整个月子里躺在床上是很难做到的，但每天早睡、午后小憩、有空就上床平躺半小时，这些是有心就做得到的。以产后第1个月为例：

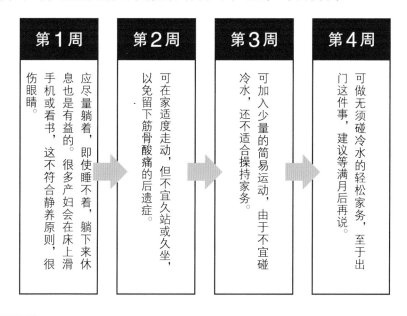

第1周
应尽量躺着，即使睡不着，躺下来休息也是有益的。很多产妇会在床上滑手机或看书，这不符合静养原则，很伤眼睛。

第2周
可在家适度走动，但不宜久站或久坐，以免留下筋骨酸痛的后遗症。

第3周
可加入少量的简易运动，由于不宜碰冷水，还不适合操持家务。

第4周
可做无须碰冷水的轻松家务，至于出门这件事，建议等满月后再说。

❷补过多 有些补品会造成身体负担

坐月子的传统是必吃补品相当多，以现代营养学角度来看，这并不是那么科学，很容易因为热量过高、营养过剩或是食性问题，造成产妇身体不舒服。

此外，摄取太多重口味的食物，会导致身体内的水分滞留、水肿难以消除，这一点也须注意。

改良方法

下列5种传统月子餐，建议最好有所节制，不要吃太多：

①麻油鸡：这是华人产妇的调理圣品。麻油含有亚麻油酸，鸡肉有优质的蛋白质，加老姜一起煮固然滋补，但热量过高，**又缺乏纤维质，吃多了容易上火，造成便秘**。

②羊肉炉：羊肉温润，羊肉炉的问题和麻油鸡大同小异，餐餐吃，会太燥热。

③ **花生猪脚**：这是催乳良品。花生含有蛋白质、维生素、矿物质、卵磷脂等营养素，猪脚富含蛋白质和胶质，两者一起吃，催乳效果奇佳。但花生猪脚脂肪、胆固醇都偏高，**若产妇本身有高血脂、高血压，最好少吃。**

④ **动物内脏**：传统的月子餐几乎离不开猪腰、猪肝、猪心、猪肠。**不过，动物内脏食材容易残留毒素和重金属，而且胆固醇都高；尤其不建议吃猪肝、猪腰，这都是解毒过滤的器官，含有毒素的概率高**，这对正在恢复期的产妇而言，无疑是健康的无形杀手。

⑤ **全酒**：无论是麻油鸡、羊肉炉或姜母鸭，煮给产妇吃的时候，有的家庭喜欢用全酒，认为这样比较滋补；然而**酒精含量太高，反而可能导致部分产妇出现过敏反应。这对于母乳喂养的妈妈们来说更加不妥，因为酒精会通过乳汁进入宝宝体内。**

❸ 动过少 ▶ 囤积太多热量容易造成肥胖

怀孕初期因胚胎着床还不稳定，不少孕妇怕动到胎气，刻意不运动；等到中、后期肚子变大，有些孕妇则懒得动；好不容易开始坐月子，偏偏不准出门……现代人动得实在太少了。怀孕和坐月子期间，如果囤积太多热量，则容易造成肥胖，这将成为你的身心负担；因而在体能允许的情况下，还是要适度运动，这对后续减重成效是加分的。

改良方法

有人恶露一结束，就去温水游泳池游泳，这不是很好。**游泳固然是好运动，但在坐月子期间并不适合，即使浸泡在温水里，湿寒气也会从毛孔入侵**，留下病根，将来中年期、更年期问题就会浮现出来。坐月子期间，建议在家做些简易运动，例如：

① **靠墙踮脚尖，双手上举伸展**：这个动作可帮助脏器修复，让小腹恢复平坦。

② **坐在床边，轮流抬高单脚**：这个动作没有摔倒之虞，既有助于下肢循环代谢，又不会挤压到肚子；熟练之后，还可进阶为双脚同时抬高。

③ **扶着椅背，轮流向后抬腿**：这个动作能预防腰酸背痛，须注意挑选稳固的椅子，避免摔倒；不要给自己过大压力，慢慢做，找到适合自己的频率。

④ **跪趴于床上，抬高臀部**：双膝跪于床铺中央，前臂贴于床垫，将腹部撑起，臀部抬高，这个动作可以帮助子宫复位。如果床垫太软，可在地板上铺瑜伽垫来进行，效果才易显现。

⑤ **头往后仰，张开嘴巴**：这个动作可消除双下巴和颈部赘肉，并刺激舌骨下肌群，帮助进食、促进消化。坐正或轻松站立，头往后仰，嘴巴自然张开，舌头尽量伸出伸长，让脖子、两侧牙关都感受到拉扯力，伸舌动作停留5秒，再收回舌头、口闭紧，再将头收回。每天至少做3个回合，可视个人状况酌加次数。

 医生娘贴心说
产妇的健康生活十大守则

以下是基于对坐月子传统模式的改良建议，提醒妈妈们可作为重整身体状态的起点。

❶ 不要吃生冷寒凉的食物。

❷ 不吃面食，防胀气、便秘；不吃稀饭，预防大肚婆。

❸ 多喝营养的汤汁。

❹ 不吃动物内脏，杜绝重金属、瘦肉精。

❺ 多休息，少看电视、手机、电脑和书。

❻ 维持愉悦的心情，需要帮忙就求助，别逞强。

❼ 注意饮食均衡，如果食量小，可少量多餐。

❽ 第3周起才洗头、洗澡。在此之前用温热的姜汁水或含有中药材的擦澡包擦澡、擦头皮，擦完立即热风吹干。至于阴部，每次上完大、小便，以温水冲洗再擦干即可。

❾ 每次哺乳前要做乳房护理，并彻底洁净；每次哺乳须轮换顺序，例如，本次"先左后右"，下次就改为"先右后左"。

❿ 一个月内请不要行房，最好等到产后复诊，医师确认伤口恢复良好后再进行性行为。

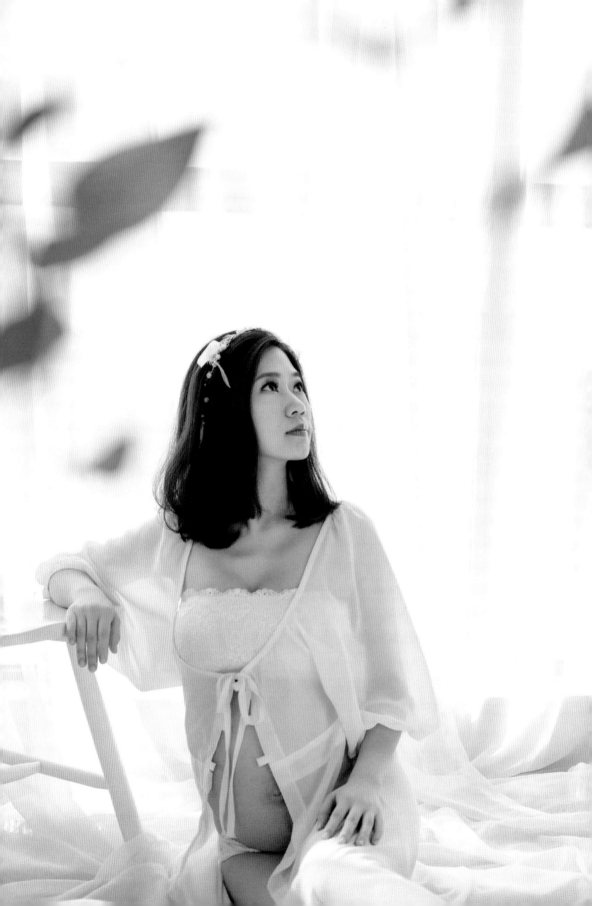

第3章

PART ❸

怀孕40周这样吃，宝宝养胎，妈妈养身！

怀孕280天，是宝宝一生中与妈妈最贴近的时刻！

你所吃的食物、生活的习惯等，都在影响着宝宝的未来。

针对胎儿各阶段发育所需，提供最适合的补给，

能帮助小宝贝奠定良好的先天体质，

也造福孕妇自身的健康。

践行安全、均衡、聪明的"瘦孕饮食计划"，

40周只胖8~12千克，

最棒的是：宝宝养胎，妈妈养身，一次双赢！

一、中医养胎法，打造宝宝健康体质与好性格！

中医讲养胎，西医讲胎教，目标同为优生。细心养胎，不仅能帮助胎儿的器官发育，也为其先天体质和性格打下良好基础；与此同时，孕妇也能受益，帮助身体适应怀胎这件事，平安度过怀孕期，而且强化体力又养身，为后续的哺乳和育儿阶段做准备。

要学养胎，先认识"脏腑"和"经脉"

在介绍如何养胎之前，先简略和大家说明何谓"脏腑"和"经脉"。

● 十二"脏腑"，脏为"里"，腑为"表"

脏腑包括五脏和五腑，更广义地说，再加上心包络、三焦，合称十二脏腑。脏为"里"，腑为"表"，相对应的脏腑会相互影响。

"五脏"是指肝、心、脾、肺、肾，各自对应着五腑里的胆、小肠、胃、大肠、膀胱，这五脏五腑都有具体的形；至于第六腑三焦，形同西医的免疫系统，与之对应的心包络，主管情绪并辅助心经脉，这两者是广泛性的概念。

● 十四"经脉"，气血的重要通道

大家都看过中医院或国术馆里的铜人吧！铜人全身布满的点即为穴道，把点和点之间连接起来就是"经脉"。十二经脉是经络的主体，加上任、督二脉，这十四条经脉是人体"气"走动的重要通道。

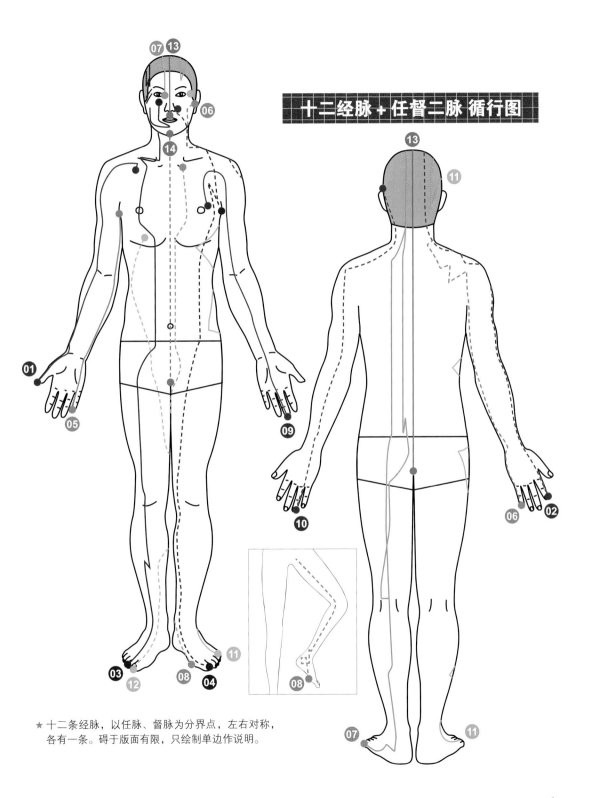

十二经脉 + 任督二脉 循行图

★ 十二条经脉，以任脉、督脉为分界点，左右对称，
　 各有一条。碍于版面有限，只绘制单边作说明。

十二经脉 + 任督二脉 对应时辰表

互为表里 / 经脉		起讫穴点	循行路径	对应时辰	气阻时对应症状
01	肺经脉	起：中府穴 讫：少商穴	从胸到手（胸→手臂内侧前缘→手掌→拇指）	3—5点	容易感冒、呼吸道过敏
02	大肠经脉	起：商阳穴 讫：迎香穴	从手到脸（食指→手臂外侧前缘→肩→颈→脸）	5—7点	便秘、食欲不振
03	胃经脉	起：承泣穴 讫：厉兑穴	从脸到脚（脸→胸→腹→腿外侧前缘→足次趾）	7—9点	胃易痉挛、胀气，容易紧张
04	脾经脉	起：隐白穴 讫：大包穴	从脚到胸（大趾→小腿内侧中间→大腿内侧前缘→腹→胸）	9—11点	妇科疾病、消化系统欠佳
05	心经脉	起：极泉穴 讫：少冲穴	从胸到手（胸→手臂内侧后缘→手小指）	11—13点	容易心悸、情绪起伏大
06	小肠经脉	起：少泽穴 讫：听宫穴	从手到脸（手小指→手臂外侧后缘→肩→脸→眼耳）	13—15点	营养吸收效果不良
07	膀胱经脉	起：睛明穴 讫：至阴穴	从脸走头到足（目内眦→头顶→头后→背→腿后外侧→足小趾）	15—17点	频尿、小腿容易抽筋
08	肾经脉	起：涌泉穴 讫：俞府穴	从足到胸（足小趾→足心→腿内侧后缘→腹→胸）	17—19点	腰酸背痛、体力不济
09	心包经脉	起：天池穴 讫：中冲穴	从胸到手（胸→手臂内侧中间→手中指）	19—21点	思绪烦杂、心神不宁
10	三焦经脉	起：关冲穴 讫：丝竹空穴	从手到头（手无名指→手臂外侧中间→肩→颈→侧头部→眼耳）	21—23点	免疫系统低下，易感染和过敏
11	胆经脉	起：瞳子髎穴 讫：足窍阴穴	从头到足（头侧→胸胁→腿外侧中间→足第四趾）	23—1点	消化不良、肩颈酸痛
12	肝经脉	起：大敦穴 讫：期门穴	从足走腹到胸（大趾→腿内侧中间→腹→胸胁）	1—3点	视力衰退、经期不顺
13	督脉	起：长强穴 讫：龈交穴	从臀走背到头到上唇（背部中线）	统全身阳经	头痛、脊椎疼痛
14	任脉	起：会阴穴 讫：承浆穴	从会阴到下唇（胸前中线）	统全身阴经	胸闷、腹痛

★ 请对照P69页相同编号、色线。

● 身体、手脚形貌，透露着健康状态

　　人体每条经脉都有起点和终点，手指头及脚趾头为每条经脉的起点或终点。**手、脚的外在形状、色泽都会受经脉循环是否良好的影响**，例如，脚大趾形态是我们先天体质的展现：如果长得壮硕，代表肝经脉先天基础良好；如果长得纤细，代表肝经脉较弱。

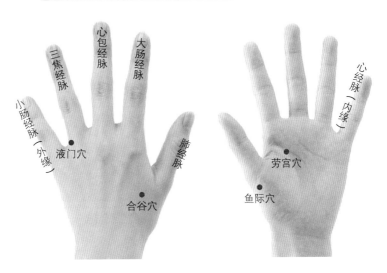

手、脚重要穴位、经脉图

▲观察手指、脚趾来检视自己的身体状况。指（趾）头长得歪扭、不直，
表示经脉循环不顺畅；指（趾）头关节肤色黑，表示排汗、排毒量不
足。孕妇可以跟着本书第72～85页"逐月养胎法"做，对照每个月养胎
法所循行的经脉来做穴道按摩或拉一拉手指。
※唯独"合谷穴""肩井穴"不可按！

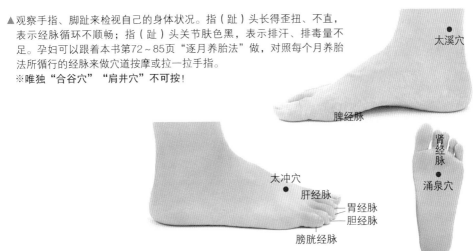

老祖先的"逐月养胎法"，帮你奠定好宝宝先天体质！

南北朝中医名家徐之才提出了"逐月养胎法"，认为母亲怀胎期间，每个月有一条经脉当值。基于这个论点，针对母体某月当值的经脉强化营养供应，可让胎儿的相同经脉发育良好，对其先天体质有重大帮助。1500 年前的智慧和现代优生观点有许多不谋而合之处，它不仅让宝宝奠定良好的先天体质，也一并造福妈妈。

"逐月养胎法"中，将会有针对每个月的"穴道按摩养胎"法。在此提醒孕妇，每个月的"穴道按摩养胎"法中，按摩时应左、右交替，每次按摩约 20 秒，每天不限次数，按摩时切记，力道上约使穴道有微酸感即可，千万不可按到有痛感或是破皮！

第1个月

主养"肝经" ▶ 养好宝宝视力与好脾气

肝的功能是解毒，日常生活中吃下的问题食物、药物、酒精等，都由肝脏买单。中医说"肝藏血"，即肝脏负责血液的储藏、收摄和调节。人躺卧时"血归于肝"，根据"十二时辰养生法"，深夜 1—3 点是肝经当令的时间；同时肝与胆互为阴阳表里，相互影响，23—1 点是胆经的当值时间，所以晚上 11 点这个时间没能躺卧睡觉，肝、胆都很难健康，对孕妇更是如此。

有些人一怀孕就吐，代表肝经脉没养好。**相较之下，肝功能较弱的孕妇较易孕吐，且想吃酸的食物并常感觉疲累。**

对宝宝的影响

- "肝经"养得好，宝宝的未来是彩色的。"肝开窍于目"，**肝经攸关宝宝的视力；如果没养好，到幼儿期即可发现，有些孩子天生视力特别差，容易近视、弱视。**

- 肝和情绪、月经也有关，肝经脉没养好，**宝宝容易脾气坏；如果是女孩，青春期之后容易有月经方面的困扰。**

- 妈妈请自我观察：如果鼻山根（两眼之间）颜色发青，或是右肋下会闷闷作痛，就是肝脏在对你发出讯息，警告你太累、太晚睡了。
- 从怀孕的第1个月起，请在晚上11点前睡觉。
- 刚受孕，虽然胚胎小，所需营养和热量不多，但不要轻忽，因此时营养供应的路径已启动。

饮食上的叮咛

- 怀孕初期只要正常饮食，确保营养均衡就足够了，**切忌生冷寒凉食物**。
- 如果想吃酸的，不建议吃蜜饯，因为其中的食品添加物太多了。推荐食用不加糖的柠檬水或醋料理，例如，吃水饺不蘸酱油改蘸醋，或喝酸辣汤。

穴道按摩养胎

- "太冲穴"是本月的重点穴位。太冲穴位在脚大趾的内侧，第1、2跖骨接合之前凹陷处（见第71页）。太冲穴若塌陷、枯黑或起疹子，代表肝经循环状况不佳。
- 请用大拇指的指腹按压太冲穴，肚子大时可采坐姿。坐稳，双脚微开或并拢，踮脚尖，将重力放在大拇指和食指上，力道要延伸到趾间的太冲穴。可**改善胀气、胃酸逆流、呼吸不畅、容易气喘等症状，并有安胎效果**，怀孕10个月内都适合操作。平时或产后生理期按压亦可缓解经痛。
- 孕妇在后期因肚子变大，呼吸非常吃力，坐着操作，可大大缓解胸闷、呼吸不顺的状况。

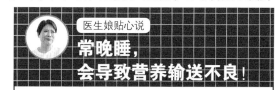

医生娘贴心说
常晚睡，会导致营养输送不良！

我们的消化道，从食道经由胃、十二指肠、空肠、回肠、大肠到直肠，吃进来的食物在此过程中被充分消化和吸收。孕妇得到的营养，经由肝门静脉被送到肝脏，再从肝静脉到下腔静脉被送至心脏，然后从主动脉到腹腔动脉被送至五脏和子宫。

在子宫这里，营养从子宫内膜传送至胎盘，再通过脐带传送给胎儿——这就是孕妇把营养输送给宝宝的路径。若是孕妇常晚睡，会导致营养输送不良。

第2个月

主养"胆经"▶为宝宝奠定良好消化力

胆的功能是分泌和储存胆汁，胆汁参与脂肪的消化，分解饱和脂肪酸，例如，动物油和椰子油。深夜23—1点是胆当令的时间，肝胆是一体的，熬夜绝对伤肝又伤胆，而养胆经和养肝经有许多相似之处。

如果妈妈本身胆经弱，在这个月里还是会孕吐得很厉害，此外还容易肩颈酸痛。

对宝宝的影响

- 胆经不好，分泌胆汁的能力会减弱，消化力相对也会降低。**胆经没养好，宝宝将来消化系统较弱，容易腹泻、腹胀。**

给妈妈的提醒

- 妈妈请自我观察：臀部到大腿的外侧弧度若特别外凸，往往是胆经脉弱的征兆。有些人一吃饱就不自觉敲击大腿外侧，代表胆经脉发出警告，提醒你吃得太油腻，肠胃负担很大。
- 建议妈妈在晚间11点前上床睡觉。此外，半夜是肝、胆休息的时间，请勿吃夜宵。
- 三餐定时，进食速度别太快，尤忌暴饮暴食。

饮食上的叮咛

- 本月份请维持正常饮食，注意营养均衡，并摄取适量蔬菜，生冷寒凉的食物仍为禁忌。
- 少吃肥甘厚味，炸鸡、烤肉、猪脚等高油脂类食物都要忌口。
- 请减少动物性脂肪的摄取，改用橄榄油。烹饪时，尽量避免煎、炸，多以清蒸、氽烫、红烧来替代。
- 呕吐严重时，尝试吃些醋料理，也可以适时补充优质"滴鸡精"，每天早上一包（约100毫升）。优质的滴鸡精，富含蛋白质、钙质，且零脂肪、无胆固醇，怀孕初期孕吐严重者，可借以提供胚胎营养素，养护妈妈身体。怀孕

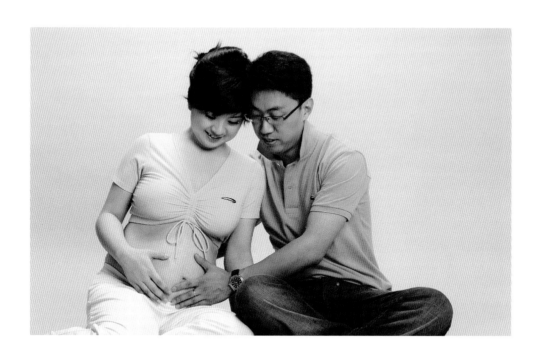

中、后期，胎儿逐日成长，所需养分增多，如果孕妇食欲不佳，或不喜欢吃鱼、肉，可借此提供蛋白质、钙质等营养素，且无脂肪、热量低，不用担心造成母体脂肪堆积；到了怀孕末期，胎儿快速成长，所需蛋白质、钙质更多，滴鸡精100毫升的养分胜过一只鸡熬的鸡汤，可带给胎儿充沛适合的营养素，同时产后能快速恢复。

穴道按摩养胎

• **怀孕期间不建议敲胆经！**养胆经的重点，是养成良好的生活作息和饮食习惯。

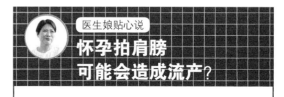

医生娘贴心说

怀孕拍肩膀
可能会造成流产？

　　老人家说"怀孕时不可以拍肩膀"，这是迷信吗？从中医角度来看是正确的，忽然拍肩可能害孕妇受惊或摔跤，而且左、右肩各有"肩井穴"，分别位在肩线中间点的后侧，这是胆经很重点的穴道，平常人如果肩颈酸痛可轻敲肩井穴，但怀孕期间绝对不可按压这里，否则会导致子宫收缩，造成流产。请切记：所有肩膀上的穴道，孕妇都不可按压！

第3个月

主养"心包经" ▶ 养出情绪稳定的宝宝

心包经辅助心经，负责与心情、心脏有关的管理机制。中医认为"心藏神"，**把心包经照顾好，情绪会稳定，也较能舒解压力**，不至于因心理影响生理。**晚上7—9点是心包经当令的时间**，最好放松心情，闲适地散步，或是聆听喜欢的音乐、看看电视，别再让自己紧迫或过度亢奋了。

许多流产的不幸事件发生在第10周，孕妇去妇产科产检，才被告知宝宝没有心跳。这时大家都会猜想是不是基因出问题，但其实问题可能出在孕妇第3个月的作息上。传统习俗说，怀孕满3个月才能公布，用现代观点来解释，正因为前3个月着床还不稳定，等稳定后再公布，不会造成准爸妈的压力。

对宝宝的影响

- 心包经养得好，宝宝出生后会比较好带。**这个月如果大意没有调养，容易产下爱哭闹、脾气差的孩子。**

给妈妈的提醒

- 妈妈请自我观察：如果自己的手心经常又红又热，请检视最近是否心绪过劳。手心微热是正常状态。若过红，代表心火很旺、脾气暴躁；若过白，表示身体湿气重、心绪太低迷。
- 建议多听音乐陶冶心性，夫妻一起轻松散步、缓和情绪，往"胎教"的方向努力就对了。

饮食上的叮咛

- 正常饮食，不要吃刺激性强、会上火的食物，例如，麻辣锅、油炸类都不宜。

穴道按摩养胎

- "劳宫穴"是本月的重点穴位。劳宫穴位在手掌的中心（见第71页），可用手指按压搓揉掌心；或将手掌全力张开（第2、3指尤其用力撑开），这样能运动到整个肌肉群，同时刺激到劳宫穴，帮助心绪稳定，驱走烦躁和沉闷的心情。

主养"三焦经" ➤ 强健宝宝的免疫力

"三焦经"分为上焦、中焦和下焦——上焦是指横膈膜以上，范围包括心和肺，攸关血和气的输送；中焦是指横膈膜以下，包括脾和胃，肝和胆，攸关营养的消化；下焦是指肚脐以下，包括肾、膀胱和大小肠，攸关废物的排泄。

三焦经主管免疫力，如果上、中、下焦都顺畅，生理机能旺盛，身体免疫力自然提升。晚上9—11点是三焦经当令的时间，应该要准备睡觉。请不要在这时打电子游戏或从事伤脑筋的工作，以免影响睡眠质量。**请切记：睡眠质量不好，身体绝不会有好的抵抗力。**

对宝宝的影响

· **三焦经没有养好，容易造成宝宝天生体质弱，容易染病和过敏。**

给妈妈的提醒

· 妈妈请自我观察：无名指（第4指）如果关节肿胀、酸痛，或是僵硬、无法弯曲，都表示三焦经状态不佳，必须小心调养。

· **这个月请格外小心，千万不可感冒**，进出公众场合最好戴口罩。保持居家环境整洁，避免过敏发生。妈妈如果不舒服，宝宝的感受也是一样的。

饮食上的叮咛

· **谨防过敏发生，请少吃易引起过敏的食物**，例如，带壳虾蟹、无鳞海鲜等。对于没吃过的食物，请勿尝鲜；对于自己本身就过敏的食物，绝对避免。

· 建议喝"黄芪枸杞红枣茶"（见第102页），加强免疫力。

穴道按摩养胎

· 按摩"液门穴"（见第71页），穴位在手背上第4、5指的指缝处，用手按压此处20秒，有助于三焦经疏通顺畅，也可改善孕妇疲劳和眼睛干涩，但仍须搭配休息。

第5个月

主养"脾经"▶给宝宝有好胃口的体质

健脾才能顺气和养血，这对养胎非常重要。脾主消化，食物在胃部消化后，由脾来负责营养素和能量之间的转化，以及后续的运送；**脾经不好，容易出现恶心、胃痛、腹胀、腹泻、四肢无力。**

早上9—11时是脾经当令的时间，如果没有好好吃早餐，长期下来会影响脾经脉的运作。

对宝宝的影响

- 脾经若没养好，**易造成宝宝不爱吃奶，幼儿期之后容易食欲不振，影响营养吸收。**
- 如果是女生，长大后容易有月经不顺的困扰。

给妈妈的提醒

- 妈妈请自我观察：脚大趾根的外侧骨头如果非常凸出，代表脾经脉虚弱。
- 三餐定时，不可偏食，这是调养脾经的基本要求。

饮食上的叮咛

- 避免生冷寒凉食物，**瓜类水果尤其应避免。**
- 食欲不佳的孕妇，推荐吃四神猪肚汤来开胃。由于孕妇不宜吃薏仁，所以将它改为干莲子。

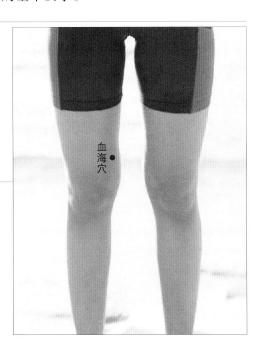

血海穴

穴道按摩养胎

- 按摩位是大腿内侧的"血海穴"，每天早、晚按压一次，时间2分钟，帮助脾经顺畅，改善睡不好、贫血症状，有助于提高造血机能。

第6个月

主养"胃经" ▶ 让宝宝有消化力、好情绪

早上7—9点是胃经当令的时间，这段时间一定要吃早餐，而且要力求丰盛和均衡。孕妇若能在消化力最棒的时段里，吸收到最精华的营养，等于提供胎儿发育最强的补给。

对宝宝的影响

- 胃经如果养好，宝宝将来胃口好，消化力也较强，自然好养育。
- 本月如果调理不好，可能会影响宝宝的食欲，导致营养吸收欠佳，影响成长发育。

给妈妈的提醒

- 妈妈请自我观察：如果太阳穴一带看得见青筋，代表胃气不和，导致孕妇翻脸如翻书一样快；如果怀孕前常吃冰，第2、3根脚趾容易抽筋。
- 唇小的人，先天胃肠比较弱，宜少量多餐，最忌讳暴饮暴食。

饮食上的叮咛

- **三餐少吃面食，尽量以米饭为主**；容易反酸的孕妇尤其应避免吃面、水饺、蛋糕、馒头等食品。
- 早上7—9点之间一定要吃早餐，而且要均衡地吃到六大营养素（蛋白质、维生素、矿物质、糖分、脂肪和水）。

穴道按摩养胎

- "头维穴"是本月的重点穴位。轻揉此处可刺激胃经脉，并止胃痛、偏头痛。

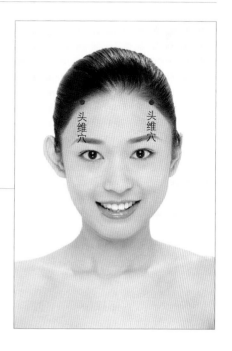

第7个月

主养"肺经" ▶给宝宝以好的呼吸系统

肺负责呼吸和氧气的输送，"肺经"泛指整个呼吸道。如果**肺经虚弱，容易感冒、咳嗽、气喘和过敏。凌晨3—5点是肺经当令的时间，这时最好处在熟睡之中**，孕妇即使半夜醒来，也要设法躺回床上，继续培养睡觉的情绪。

如果本身有心肺疾病，格外容易在这个时辰里发病，四季中又以秋季最易患心肺疾病。至于夏季，不可吃冰，进冷气房之前须将汗水擦干，以免寒气入侵。孕期在第7个月，不妨到户外呼吸新鲜空气，这对胎儿的肺经脉养成有益。

细心滋养肺经，胎儿出生后不仅呼吸道健康、鼻子过敏概率低，皮肤也会漂亮粉嫩，未来也不易发生皮肤过敏的情形。

对宝宝的影响

- 肺经养得好不好，在孩子上幼儿园后就会得到答案，在团体生活中容易被传染的宝宝，多数是呼吸系统脆弱的过敏体质。

给妈妈的提醒

- 妈妈请自我观察：大拇指越壮硕、灵活度越好，代表肺经越强健。有严重扳机指的人，代表肺活量和呼吸道都容易出问题。
- 除了不宜吃生冷寒凉的食物，也不宜抽烟、饮酒，避免二手烟，请家人也都务必配合。
- 冬天要小心保暖，千万别感冒。微感风寒时，可喝温热的柠檬水加少许盐。

饮食上的叮咛

- 白色食物补肺，有"平价燕窝"之称的白木耳最适合孕妇。特别推荐在本月吃"白木耳红枣甜汤"（见第102页），也可再添加养心肺的"百合"，做成补肺气的滋养甜点。
- 另外，也可以将发好的湿白木耳，加上清水以1∶10的比例，放入电饭锅炖烂，加入冰糖溶解后，以果汁机打碎，就是白木耳汁，可当成饮料喝。煮烂的白木耳会有胶原蛋白释出，对妈妈和宝宝的皮肤都有益。

穴道按摩养胎

- "鱼际穴"是本月的重点穴位。鱼际穴位在大拇指根部（见第71页），手掌特别隆起的那块肌肉上。此处肌肉饱满代表肺经强，肌肉塌陷代表体弱容易感冒；颜色红润代表肺经循环良好，颜色青白代表体况虚寒，在感冒流行期很容易被传染。用另一只手的大拇指在鱼际穴附近上下推动，每天1~2次，每次20秒即可。

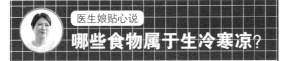

医生娘贴心说

哪些食物属于生冷寒凉？

- **水果**：西瓜、哈密瓜、香瓜、木瓜、甘蔗、西红柿、橘子、柚子、葡萄柚、莲雾、火龙果、水梨等。

- **蔬菜**：丝瓜、黄瓜、苦瓜、冬瓜、白萝卜、大白菜等。

- **五谷杂粮**：薏仁、绿豆、荞麦、大麦、小麦等。

- **饮料**：蜂蜜水、椰子汁、青草茶、冰的饮品、苦茶等。

- **肉类、海鲜**：鸭肉、牡蛎、蛤蛎、蟹肉等。

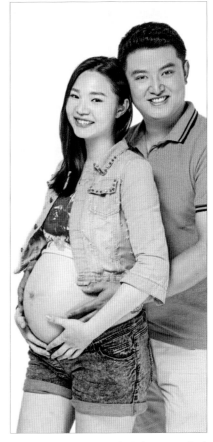

▲ 我的儿子和媳妇一起遵守"逐月养胎法"来度过10个月的孕期生活，儿媳妇平安生下3700克、51厘米的健康男孩！

第8个月

主养"大肠经"▶培养宝宝顺畅的排便力

大肠的主要功能，就是把废物排出体外。

早上5—7点是大肠经当令的时间，这时肠子的蠕动良好，应该起床喝杯**温开水，然后如厕**，不要让粪便堆积在体内变成宿便。

对宝宝的影响

- 大肠经调养不佳，宝宝出生后，**吸收力不好，容易发生便秘或腹泻**。

给妈妈的提醒

- 妈妈请自我观察：如果上唇颜色偏黑，代表有便秘问题，即使每天大便，也可能没排干净；另一个特征则是看食指，这根指头越歪斜，代表大肠经脉越脆弱。
- 建议运动散步时间在早上，一来空气清新，二来促进肠道蠕动，三来经过一晚的休息，此刻运动最不会造成体力负荷。
- 有的孕妇担心便秘，晚餐饭后去走路，却忽略体力可能已经耗尽，这时再运动使得体力透支，可能导致半夜宫缩严重，这一点要特别小心。

饮食上的叮咛

- **这个月尤其不要吃面食**。如果可以，整个孕期请尽量少吃面食制品。
- 摄取足够的纤维质，兼顾饮食均衡，若能改吃糙米饭或五谷杂粮饭最好。
- 喝充足的白开水，不喝饮料或喝不加糖的柠檬水。

穴道按摩养胎

- 怀孕期间不建议按摩大肠经，大肠距离子宫很近，蠕动太频繁会影响胎儿，也不要按摩大肠经上的任何穴位。养好大肠经的重点，是养成良好的生活作息和饮食习惯。
- 如果**怀孕前或生产后发生便秘，一般人可按压"合谷穴"，但孕妇绝对不可！**（见第71页）。如果虎口区消瘦塌陷，请多关注自己的血糖值。

主养"肾经" ▶ 孕育强壮聪明的宝宝

"肝主筋，肾主骨"，肾不好的人容易骨质疏松。肾也负责过滤，肾不好的人容易疲累、凡事打不起精神，走路拖着脚跟、脚踝无力、头脑也不清楚，这些都是肾气不足的表征。

下午5—7点是肾经当令的时间，应该在这段时间里吃晚餐，以免能量不足而脑力不济。"肾藏精"，而五脏的精气和脑髓的发育有关，**如果母体本身肾经脉虚弱，胎儿要生长脑细胞却缺少后援，自然不容易发育出聪慧的大脑**。

对宝宝的影响

• 肾经对骨骼、头发和脑力都有影响。孕妇饮食营养充裕，血液供给充足，生下来的宝宝才有乌黑漂亮的头发，在成长过程**骨骼发育也会较强壮，当然就有个聪明灵活的大脑**。

给妈妈的提醒

• 妈妈请自我观察：下巴颜色偏黑或长痘痘，都是肾经虚弱的讯号，常伴随腰骨酸痛。如果脚底皮很厚，代表新陈代谢不佳；脚后跟皲裂和刺痛，甚至有皮屑脱落，代表肾气不足。**肾气不足会影响胎儿发育，母体本身也易长白头发，或在产后出现掉发**。

• 有些人嘴巴张大时下巴就容易脱臼，这也是典型肾经虚弱的类型。

• 如果经常想要清喉咙却没有痰，睡到半夜还会醒过来喝水，这两个症状一起出现，就是身体在提醒你，肾经过劳了。

饮食上的叮咛

• **多吃黑色食物可以补肾，例如黑豆、黑芝麻、黑木耳、海带、香菇、黑枣等**。

• 很多孕妇加班时，拖延了晚餐时间，这样会影响胎儿发育。**请遵守晚上7点前吃完晚餐的作息**。

穴道按摩养胎

* "涌泉穴"是本月的重点穴位。涌泉穴位在脚底前1/3部位（见第71页），大约是第2、3趾之间，可用手指或粗圆的笔杆按压，刺激肾经脉。

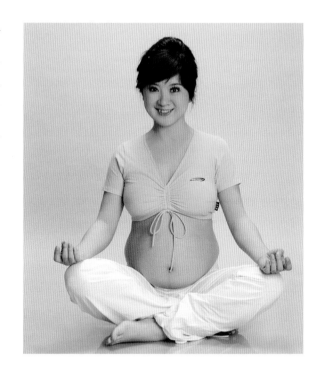

 医生娘贴心说

中医药能帮孕产妇什么忙？为什么我鼓励孕妇泡脚？

传统的中医、中药对怀孕养胎、产后补身，功效尤其显著。对于女性来说，可帮助其提高受孕机会，怀孕后可帮忙保胎，提升母体免疫力，减少孕期里害喜、水肿、腰痛、宫缩等不适，并通过"逐月养胎法"，让胎儿拥有良好的先天体质，达到妈妈和宝宝双赢的局面。

小腿是身体的第2个心脏。心脏通过跳动将血液送至全身，下肢离心脏最远，要把血液送回心脏是最吃力的，这时，小腿肌肉的弹性可以帮上忙。泡脚和按摩有助于下肢的气血循环，气血循环好，孕妇较不容易喘，也较不会酸痛及抽筋。怀孕中、后期肚子越来越大，坐着泡脚时弯不下腰，可请先生帮忙按压涌泉穴、太冲穴，并为你按摩小腿，让他一起为养胎而努力。

主养"膀胱经"▶培养宝宝顺畅的排汗和排尿能力

"膀胱经"主管汗与尿的排出。

下午3—5点是膀胱经当令的时间，平日里不可憋尿，孕妇更是如此。有些孕妇不耐烦频频跑厕所而刻意少喝水，这是非常错误的，水分不足会严重影响胎儿健康。

对宝宝的影响

• 膀胱经没养好，宝宝将来容易尿床，也常有疝气问题。到小学高年级还会尿床的孩子，往往正是有膀胱经较弱的情形。

给妈妈的提醒

• 妈妈请自我观察：爱皱眉、小腿常抽筋、手心湿答答、频尿、夜尿，这些都是膀胱经脉虚弱的讯号。

• 孕妇不能泡澡，但可以泡脚。泡脚时，水要淹至膝盖下方，若因此让背脊和额头出汗，效果会更好。

饮食上的叮咛

• 忌吃生冷寒凉食物，冰品和冷饮绝对禁止。

• 下午3—5点可以来个下午茶，补充养分。

穴道按摩养胎

• "攒竹穴"位在两眉头处，用大拇指按压轻揉，既能刺激膀胱经，对眼睛也有帮助。按压时如果会觉得酸或刺痛，必须更忌生冷寒凉水果。

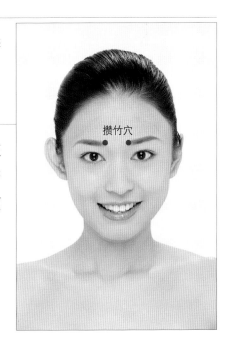

攒竹穴

二、西医看数据，三阶段产检确认胎儿发育状态！

怀孕280天，正好是40周。西方医学将妊娠期每4周规定为1个月，再将10个月区分为3个阶段，通过产前检查来确认胎儿是否发育正常，并确保孕妇处在健康状态。

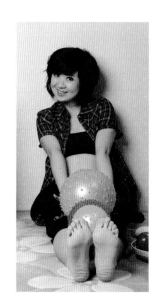

从受孕前2周，也就是最后一次月经的第1天算起，第280天就是预产期。经期非28天的人，必须先算出排卵日，往前推14天，当作第1天（见第29页）。如果孕妇的生理期紊乱，每次周期落差很大，请不必太担心，通过超声波检查可从胎儿的身长、头围、腹围等讯息，推算出现在的周数和天数，妇产科医师便能算出预产期。

❶ 怀孕初期 ▶ 第1～12周

确认怀孕，须在12周之前接受第一次产检。准妈妈们不妨和妇产科医师咨询，拟订出该产检的周数，并考虑是否要自费做其他检查。妇产科医师通常建议，怀孕初期最好每个月产检一次。

- 第1～4周：胚胎已着床，约只有1克，头臀长约1厘米，有些妈妈尚未察觉自己怀孕。
- 第5～8周：胚胎约4克，头臀长约2厘米，心脏和神经管开始发育，请远离辐射、成药、烟酒和有毒的化学物质。

- 第9～12周：胎儿约20克，头臀长约5.5厘米，快速生长并渐趋稳定，生殖器和脊神经开始发育。

❷ 怀孕中期 ▶ 第13～28周

依照《孕妇健康手册》建议，至少在16、20和28周接受产检。妇产科医师通常建议，中期最好每个月产检一次。

- 第13～16周：胎儿约150克，头脚长约17厘米，开始有胎毛，也会吸吮手指，汗腺正在形成。
- 第17～20周：胎儿约300克，头脚长约23厘米，妈妈开始感觉到胎动，超声波检查可看出性别。
- 第21～24周：胎儿约650克，头脚长约29厘米，开始有手纹和脚纹，全身皮肤有胎脂保护，听得到妈妈的心跳。
- 第25～28周：胎儿约1000克，头脚长35～38厘米，味蕾、视觉都在形成，对触摸有反应，开始会做梦。

❸ 怀孕后期 ▶ 第29～40周

本人建议，至少在32、34、36、38、39、40周接受产检。妇产科医师通常建议，30周起最好每2周检查一次，第36周开始调整为每周产检。

- 第29～32周：胎儿1.5～1.8千克，头脚长约41厘米，脑部和骨骼迅速发育，会对外界声音做出惊吓反应。
- 第33～36周：胎儿2.3～2.6千克，头脚长约45厘米，皮下脂肪增加，胎毛陆续消失，肺和肾大致发育完成。
- 第37～40周：胎儿3～3.4千克，头脚长约50厘米，皮肤变得光滑，并快速长肉，38周之后随时准备诞生。

三、妈妈增重多少，与宝宝健康息息相关！

　　孕期体重增加多少，并非只牵涉到孕妇的身材好坏，影响所及，甚至会威胁到宝宝的生存和健康，是绝不可轻忽的大事。

除了体重，还要参考BMI

　　怀孕期间究竟增加多少体重才合适？**正常状态以8~12千克最理想**，但仍得视孕妇原本的胖瘦状态来决定。每个孕妇须学会计算BMI（Body Mass Index，身体质量指数），了解自己怀孕前的体重分级；随着孕期增加，随时掌握体重和BMI，并记录在《孕妇健康手册》中。

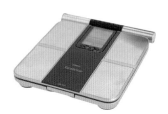

▲ 部分市售的人体秤有计算 BMI 的功能。

BMI计算公式

$$BMI = 体重（千克）/ 身高^2（米^2）$$

分　　级	身体质量指数
体重过轻	BMI < 18.5
正常范围	18.5≤BMI < 24
过　　重	24≤BMI < 27
轻度肥胖	27≤BMI < 30
中度肥胖	30≤BMI < 35
重度肥胖	BMI≥35

● 建议增重8～12千克最佳

• 如果怀孕前，你的BMI低于18.5，代表体重过轻，建议在孕期40周内，增加12.5～18千克。

• 如果怀孕前，你的BMI达到30，属于中或重度肥胖，建议在孕期只增加5～9千克。

• 撇开前两类范畴，你的BMI在18.5～30的范围内，即18.5≤BMI＜30，也就是较标准的体形，建议增加8～12千克。（参照第94～109页）

● 扣掉4.5千克，剩下的几乎都胖在妈妈身上

你知道怀孕增加的重量来自哪里吗？有哪些重量只是暂时"借放"在你身上，一生产完马上就能"卸除"的？答案是"宝宝、胎盘和羊水"。

足月诞生的新生儿3～4千克，姑且以3.2千克来计算，胎盘重约0.6千克，羊水差不多0.7千克，所以3.2＋0.7＋0.6＝4.5千克——这是一生产完就消失的大约重量。

换言之，增加的总重量扣除这大约4.5千克后，剩余的几乎都堆积在你身上，包括增加的血液、体液、脂肪，可能分布在乳房、子宫及腰、腹、大腿等处。

假设你的BMI在正常范围，孕期胖了12千克，12－4.5＝7.5千克，这就是你产后必须努力减掉的大约重量。

胖太多、胖太少，都隐藏危机

曾有孕妇问我，如果只增加宝宝、胎盘和羊水的重量，可行吗？答案是不妥！那些增加的血液、体液、脂肪，对怀孕过程的稳定、对宝宝的发育、对产后的泌乳，还是具有某些意义的。胖太少和胖太多一样，都会带来危机。

● 胖太多，妈妈易罹患妊娠高血压、糖尿病

如果孕妇原本就胖得太多，妇产科医生基于安全考虑，可能希望你只增加极少的体重，这时他会告诉你，这些体重最好留在哪个阶段增加，还会建议你找营养师咨询，学习如何摄取足够的营养和热量，但却只能增重一点儿，那将是场严苛的体重大作战。

胖太多的孕妇，几乎都有怀孕初期就开始发福的现象，初期变胖几乎全胖在妈妈身上，对胎儿没太大作用。即使BMI正常，但当**增重超过15千克时就该提高警觉**，如果胖20千克以上，血压和血糖极可能失控，增加罹患妊娠高血压、子痫前症、子痫症、妊娠糖尿病、水肿、酮酸中毒、急性肾盂肾炎等疾病的风险，严重时甚至连宝宝的性命也都可能受到威胁。

● 胖太少，易引起宝宝发育不良、引发孕妇流产或早产

科学家估算过，**因怀孕所需而增加的血液、体液，以及膨大的子宫、乳房，这些"必要之重"为3 ~ 4千克**。除去原本严重过胖的孕妇不谈，正常来说，**增加8千克是基本需求**。

有些孕妇因身体不适，体重迟迟无法增加，也有人刻意挨饿或催吐，让自己不重反轻，前者令人忧心，后者令人生气，而宝宝是最直接的受害者。当孕妇增重过少，胎儿因营养不足而发育不良，可能出现脑神经或器官方面的缺陷，甚至可能导致孕妇流产或早产。一旦宝宝体重过轻，更会降低其存活的概率。

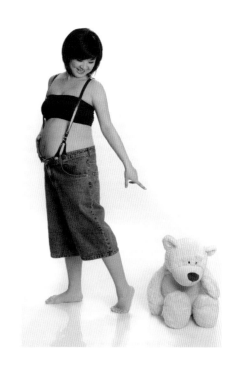

四、除了基本饮食原则，也要知道生病该怎么吃！

孕妇是胎儿的"营养供应源"，源头摄取得好不好，宝宝都休戚与共，更严重的是，假使妈妈吃到问题食物，宝宝绝对会受到影响。请孕妇不要只顾着体重增加多少，还应审慎看待饮食的安全性。

掌握吃的三大原则

我设计的这套"瘦孕饮食计划"，可确保孕妇和胎儿平安度过怀孕期，只要掌握"吃得安全""吃得均衡""吃得聪明"这3项原则，妈妈和宝宝便能发育良好，健康没负担。

❶ 吃得安全 ▶ 别吃错，小心禁忌

请尽量吃天然食物，少吃加工食品。特别是腌制的酱菜、蜜饯、泡面、腊肉、火腿、香肠、热狗等，都有食品添加物，孕妇不宜食用。

为了让怀孕状态稳定，有些东西不宜吃，例如，**生冷寒凉的食物一定要避免。此外，纤维质太少的面食类、刺激性强的麻辣锅、会上火的油炸食物、过于寒凉的薏仁绿豆汤**等都不适合食用。

❷ 吃得均衡 ▶ 各阶段需加强不同营养素

妊娠期应力求六大营养素均衡，并喝足够的水。随着孕期推进，每个阶段胎儿有其发育重点，针对宝宝的需求加强不同营养素，遵照"逐月养胎法"的观点，在对的时间做对的事。（见72～85页）

　　例如，怀孕初期，孕妇体内血液大量增加，相对就被稀释，许多孕妇在产前检查发现血红素偏低，这时，饮食中应强化铁质和蛋白质的摄取，并补充叶酸，让胎儿的大脑、神经管发育良好。怀孕中期，是奠定宝宝免疫力和养肺的时候，此时饮食上应避开过敏源并吃多样化食物，这样才能摄取到各种营养素来满足胎儿的发育。到了怀孕后期，宝宝快速长高和长肉，这时孕妇必须摄取足够的钙质和蛋白质。

❸ 吃得聪明 ▶ 借助于吃，调整身体状态

　　孕妇不能渴、不能饿，如果妈妈血糖值太低，宝宝也会有同样的感觉。当无法准时用餐时，请让自己先喝点甜的热饮，提高血糖值，以免体力不堪负荷。

　　孕妇忌讳狼吞虎咽，细嚼慢咽有助于唾液的分泌。当宝宝越来越大，往往会挤压到妈妈的胃肠，这时采取少量多餐就对了。

孕妇绝不可吃的禁忌食物

　　孕妇摄取的营养素会通过胎盘和脐带输送给胎儿，至于毒素，也会循同样的管道跑到宝宝身上，以下是孕妇不该吃的食物，请准爸爸一同牢记，帮忙提醒。

- 含酒精的饮料或食物：孕妇绝对不可以喝酒，酒精会通过胎盘和脐带进入胎儿体内，破坏胎儿的中枢神经系统，使脑部发育迟缓、智能障碍，出现畸形或死胎。
- 含咖啡因的饮料或食物：包括咖啡、可乐、红茶、绿茶、提神饮料等。咖啡因也会通过胎盘和脐带进入胎儿体内，导致胎儿发育迟缓、体重过轻或死胎，并妨碍孕妇对钙、铁的吸收。
- 快餐和垃圾食物：这些食物虽方便，但不仅营养不均衡、热量偏高，还含有过多的盐和糖，常吃容易导致孕妇水肿，或出现妊娠糖尿病，生出巨婴或引发难产。

- 含过多食品添加剂的食物：食品添加剂的可怕超乎大家想象，母体未必代谢得掉，一旦跑到宝宝身上，极可能导致胎儿畸形或早产，或为宝宝埋下过敏体质的可能性。

对症吃，有效改善孕期的不适症

孕期期间，难免有些小毛病频繁地出现，学会对症饮食，搭配作息来调养，就能改善不舒服，提高孕妇的生活质量。

- 害喜：喝柠檬汁或橘皮茶，但不可加糖、加冰。
- 水肿：喝红豆水对消肿有效，但不可加糖。
- 痤疮：内分泌、便秘问题都可能引发痤疮，多吃富含维生素C的水果，例如奇异果、橙子。
- 便秘：需要多补充纤维质，绿色蔬菜、糙米饭是最理想的食物，面食则少吃。
- 妊娠纹：多补充胶原蛋白，推荐多喝白木耳汁，并搭配用橄榄油、椰子油按摩腹部皮肤。
- 腰酸：推荐杜仲牛蒡茶，将50克杜仲、1根牛蒡（去皮切薄片）、枸杞25克，加1000毫升水，大火煮开后，改以小火煮20分钟，当水喝。
- 抽筋：多喝牛奶，补充钙和镁。少吃生冷寒凉蔬果。
- 尿频：将糯米粥煮至软烂，加入桂圆和砂糖，可改善尿频现象。
- 贫血：把葡萄干浸泡在少许米酒中，用电饭锅蒸熟让酒精挥发后晾干，当零食吃以增加血红素。
- 头晕：用麻油炒姜末和桂圆，当零食吃。桂圆是益智果，只要血糖正常，不妨多吃。
- 情绪忧郁：推荐喝"玫瑰香附茶"，将50克香附和5克紫玫瑰花加1000毫升水，大火煮开后，改以小火煮20分钟，当水喝。
- 失眠：推荐喝"荷叶水"，将10克荷叶加1000毫升水，大火煮开后，改以小火煮20分钟，当水喝。

五、孕期40周的三阶段"瘦孕饮食计划"

怀孕时的每个时期有不同需求，只要详加理解该阶段的发育重点和饮食方针，算出需求量并做聪明的分配，就不至于在孕期里暴肥，这就是"瘦孕饮食计划"的精髓。

怀孕初期（1~12周）
➡ 注意饮食的多样性与均衡度

▌▌▌理想增加1~2千克▌

怀孕初期，很多孕妇会嗜睡或害喜，甚至因此而体重略降，这些都是正常情形，不必过度担心。当身体适应胚胎的存在，害喜情况渐趋和缓后，体重就会逐渐回升。

在怀孕第1、2个月，宝宝还是胚胎，所需养分其实非常少，即使到了第3个月，开始称为胎儿，其实才20克重，只要孕妇饮食均衡，不必担心营养问题。在本阶段，胎儿的中枢神经、心脏、五官、生殖器开始分化和形成，请远离有毒物质和辐射，并避免感染疾病，也不可乱服成药，以免伤及胎儿，更不要整天滑手机或盯着电脑、电视屏幕，如果怀孕前有晚睡的习惯，请立刻调整改善，展开规律的新生活。

怀孕初期共12周，理想体重共增加1~2千克，平均每个月增重0.3~0.6千克。

▌饮食原则▌

怀孕初期的饮食以"均衡"为至高原则。这阶段和怀孕前所需要的营养、热量一样就行了，但必须落实营养均衡。六大营养素（糖类、蛋白质、脂肪、维生素、矿物质和水）都必须摄取齐全，尽量每天、每餐都吃到六大类食物（全谷根茎类、豆鱼肉蛋类、低脂乳品类、油脂与坚果种子类、蔬菜类、水果类），并喝充足的水。

前文已提及，BMI正常的孕妇，怀孕初期和怀孕前相同，每天所需热量是"千克数×30大卡"。假设是50千克的正常体态，每天总共需要1500大卡，以六大类食物来分配，建议一天里总共要吃下：**全谷根茎类2.5碗（其中1碗应为未精制的谷类，如糙米饭）、豆鱼肉蛋类4份、低脂乳品类1.5杯、油脂与坚果种子类4份、蔬菜类3碟、水果类2份**。

要提醒孕妇，初期饮食"量"虽没增加，"质"却必须讲究，建议**所需热量的15%～20%来自蛋白质**，而且是优质蛋白质，最好动物蛋白和植物蛋白各半。

通常每千克体重，每天需要1克蛋白质。以50千克女性来说，每天需摄取50克蛋白质。怀孕初期的孕妇，**每天比怀孕前多增加2克蛋白质，就能满足宝宝所需**。只要多喝70毫升无糖豆浆（热量约22大卡），或是喝60毫升低脂鲜奶（热量约30大卡），都能增加2克蛋白质，且热量不至于影响孕妇的体重。

宝宝需求

本阶段孕妇之所以无须额外增加热量摄取，是因为宝宝需要的不多，且会自行从妈妈的身体里吸收。怀孕初期，胎儿的神经管、心脏、脑都在发育，需要叶酸、维生素B_6和维生素B_{12}。如果孕妇很少吃深绿色蔬菜和水果，胎儿得不到充足的叶酸，有时会造成胎儿畸形或流产。

妈妈需求

建议孕妇多摄取富含叶酸和维生素B_6、维生素B_{12}的食物，这不仅是胎儿正常发育的必要元素，对于舒缓孕吐也很有用。此外，提醒害喜的妈妈别吃蜜饯，改喝不加糖的柠檬汁，恶心的症状会改善，还能补充维生素C，让免疫力变好。

怀孕初期饮食要领

❶ 正常饮食就行，以不偏食、营养均衡为原则。

❷ 不得已可吃微波食品，但在加热过程请远离微波炉，避免辐射对胎儿的伤害。

 医生娘贴心说
怀孕初期从这些食物中找营养！

· 富含"叶酸"的食物：

菠菜、小白菜、苋菜、油菜、甘蓝、莴苣、芦笋、青花椰菜、玉米、奇异果、番石榴、樱桃、草莓、葡萄、橙子、菠萝、糙米、小麦胚芽、酵母、肉类、鲑鱼、鲔鱼和豆类等。（动物肝脏含有大量叶酸，但其本身可能含有毒素，所以不建议食用。）

· 富含"维生素B_6"的食物：

菠菜、甘蓝、莲藕、豌豆、核桃、小麦胚芽、酪梨、香蕉、糙米、酵母等。

· 富含"维生素B_{12}"的食物：

无法从植物中取得，可多吃奶酪、蛤蜊、蛋、牛奶和其他海鲜等。

 医生娘贴心说
孕妇可以吃素吗？

　　我不建议孕妇忽然改吃素食，但如果一定要改吃，就要更懂得选择对的食材。素食者的蛋白质基本来自豆类，孕妇可以多喝牛奶、吃鸡蛋。也应记得在第一次产检时就告知医师，听取医师、营养师的建议摄取均衡的营养素。

　　而欠缺的维生素B_{12}和较容易缺少的维生素B_2、钙、铁等，可以请医师开维生素片、钙片和铁剂的处方药。

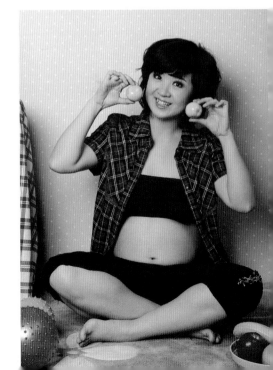

简易的热量计算器

食物的热量来源，主要来自糖类、蛋白质和脂肪，简易的计算方法以1克糖提供4大卡，1克蛋白质提供4大卡，1克脂肪提供9大卡来计算。

1份主食
= 1/4碗米饭 = 15克糖 + 2克蛋白质
=（4大卡×15克）+（4大卡×2克）= 68大卡
➡ 每份主食约提供70大卡，1碗米饭提供280大卡

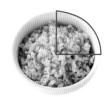

1份豆鱼肉蛋
= 37.5克生肉，或30克熟肉，或1个蛋，或1杯无糖豆浆
= 7克蛋白质 + 5克脂肪
=（4大卡×7克）+（9大卡×5克）= 73大卡
➡ 每份肉类约提供75大卡（中脂肉）

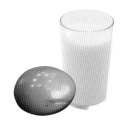

1份奶类
= 240毫升低脂牛奶，或3汤匙低脂奶粉，或1.75片吉士
= 8克蛋白质 + 12克糖 + 4克脂肪
=（4大卡×8克）+（4大卡×12克）+（9大卡×4克）= 116大卡
➡ 每份奶类约提供120大卡（低脂奶）

1份油脂
= 1茶匙油脂 = 5克脂肪
= 9大卡×5克 = 45大卡
➡ 每份油脂约提供45大卡

1份蔬菜
= 100克蔬菜 = 生食1碟，或熟食半碟
= 5克糖 + 1克蛋白质
=（4大卡×5克）+（4大卡×1克）= 24大卡
➡ 每份蔬菜约提供25大卡

1份水果
= 1个拳头大水果 = 15克糖 = 4大卡×15克 = 60大卡
➡ 每份水果约提供60大卡

怀孕中期（13~28周）
➡ 增加热量，避免吃太油或难消化食物

理想增加3~4千克

度过怀孕前3个月，胎儿和孕妇的状况已逐渐稳定，到了中期，恼人的孕吐消失，食欲会获得改善。

由于羊水量增加、腹部隆起，乳房也胀大许多，中期的状况比初期稳定，又不像后期那般辛苦，所以多数孕妇容易胃口大开。身心愉悦对提高自身免疫力有帮助，但请记得：放纵口欲会为健康带来风险，而且产后必定悔不当初。

本阶段胎儿的内脏发育渐趋成熟，骨骼和肌肉快速成长，母子双方的体重都明显增加；胎儿的听力已形成，能听到妈妈讲话，也能接收外界的声音，这个时期适合开始进行胎教。

怀孕中期共16周，**理想体重共增加3~4千克，平均每周增加0.18~0.25千克，等于每个月增重0.75~1千克。**

饮食原则

和怀孕前相比，**怀孕中期每天所需的热量（千克数×30），再加300大卡，在蛋白质方面增加10克。**以50千克的正常体态为例，每天需要1500＋300=1800大卡的热量；蛋白质需要50＋10=60克。

豆鱼肉蛋类食物是蛋白质的重要来源，又分为三大类：

• **低脂肉类**：每份含7克蛋白质和3克脂肪，热量约55大卡。

• **中脂肉类**：每份含7克蛋白质和5克脂肪，热量约73大卡。

• **高脂肉类**：每份含7克蛋白质和10克脂肪，热量约118大卡。

对孕妇而言，高脂肉较不适合食用，尽量以低脂肉和中脂肉为主。

增加的300大卡，请在怀孕"初期饮食"的基础上，**每天再增加1份主食、1份豆鱼肉蛋类、1份蔬菜、1份水果、1份油脂与坚果种子类**，如果换算

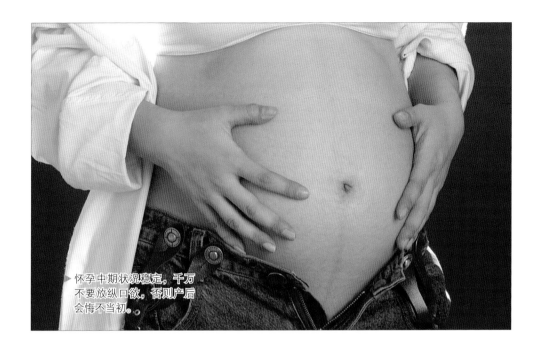

► 怀孕中期状况稳定，千万不要放纵口欲，否则产后会悔不当初。

成一般食物，孕妇的每日食物柜里可再增添——

- **1份主食**=1/4碗米饭=1/4个全麦大馒头=半个小地瓜=半个马铃薯=半杯玉米粒=1/3根玉米=10片莲藕（提供2克蛋白质）
- **1份豆鱼肉蛋类**=1颗鸡蛋=240毫升无糖豆浆=生豆皮1张=50克瘦肉（鱼、鸡、猪、牛、羊肉皆可，但不建议吃高脂肉）（提供7克蛋白质）
- **1份蔬菜**=生菜色拉1碟=烫青菜半碟（提供1克蛋白质）
- **1份水果**=1/10个菠萝=1个小苹果=1个橙子=1个水蜜桃=1/2根香蕉=1/3个番石榴=9颗樱桃=13颗葡萄=1.5个百香果=1.5个柠檬（不建议吃瓜类和甘蔗）
- **1份油脂与坚果种子类**=1茶匙植物油=2茶匙色拉酱=1茶匙蛋黄酱=1茶匙花生酱=1汤匙花生粉=2粒核桃=5粒腰果=5粒杏仁=10粒花生米=10粒开心果=2茶匙芝麻=1汤匙南瓜籽（建议以植物油取代动物油）

宝宝需求

胎儿在中期发育得很快，**建议每天摄取1000毫克的钙质和15毫克的铁**，因此富含蛋白质、钙质的食物应摄取充足。孕妇每天最好能晒半小时太阳，让身体产生维生素D，这样对钙质的吸收更有利。

妈妈需求

按理说，中期的怀孕状态稳定，流产概率会大幅降低。不过，有些孕妇因胎盘位置较低，或先天体质较弱，还是得小心。本阶段希望预防子宫颈无力或出血症状，孕妇平日可自行按摩脚大趾内侧的"太冲穴"，中医师则会视状况采取灸艾条来帮助保胎。

建议**不要吃冰、喝冷饮，杜绝生冷寒凉的食物**；其他如薏仁、马齿苋、山楂、螃蟹等食物，有些属性寒凉易造成滑胎，有些会引起宫缩，有些活血化瘀会导致流产，都请忌口。

医生娘贴心说

怀孕中期从这些食物中找营养！

富含蛋白质的食物：

富含动物性蛋白质的食物包括鱼肉、鸡肉、猪肉、牛肉、羊肉、蛋、奶及乳制品等；富含植物性蛋白质的食物包括豆类及豆制品、芦笋、青花椰菜、白花椰菜、菠菜、燕麦、南瓜籽、花生等。

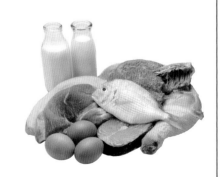

富含钙质的食物：

鲜奶、奶粉、奶酪、鱼肉、沙丁鱼、海参、小鱼干、虾皮、虾米、黄豆、豆腐、豆干、豆浆、黑豆、黑芝麻、黑木耳、海带、紫菜、芥蓝、小白菜、油菜、高丽菜、芹菜等。

1 粉光参香菇鸡汤

【材料】粉光参10克、枸杞5克、香菇6朵、鸡腿1个。

【调味】盐2小匙。

【做法】

❶ 香菇以清水泡软，去蒂头。

❷ 鸡腿切块，入滚水汆烫，取出后入清水中洗净。

❸ 将粉光参、❶及❷放入锅中加6碗水，大火煮开后，改以小火煮40分钟，再入枸杞小火煮2分钟，加盐调味即可。

【备注】素食者可将鸡腿换成豆包或豆肠。

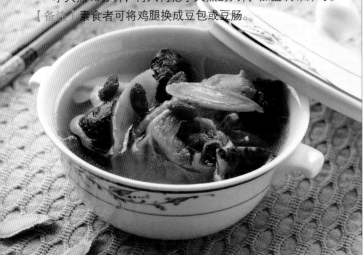

怀孕中期建议菜单10道（1餐份）

怀孕中期的饮食，**以提高孕妇的食欲和免疫力为重点，并补充蛋白质和钙质**，让胎儿发育得更好。此外，在备注中载明可替换的素食食材，体贴素食妈妈的饮食需求。

2 四神猪肚汤

【材料】芡实100克、干莲子50克、山药25克、茯苓25克、猪肚半只。

【调味】盐2小匙。

【做法】

❶ 将芡实、干莲子、山药、茯苓以清水快速冲净。

❷ 猪肚用盐搓洗，入滚水汆烫，取出后用水冲洗，重复清洗和汆烫3次。

❸ 将猪肚斜切片。

❹ 将 ❶❸放入锅中加7碗水，大火煮开后，转小火煮约1小时，待猪肚软烂，加盐调味即可。

【备注】怀孕中不可吃薏仁，所以换成干莲子。素食者可将猪肚换成素肚。

3 党参红枣排骨汤

【材料】党参15克、红枣10颗、排骨500克。

【调味】盐2小匙。

【做法】

❶ 党参、红枣以清水快速冲净。

❷ 排骨入滚水汆烫，取出后，入清水中洗净，去碎骨。

❸ 将 ❶❷放入锅中加6碗水，大火煮开后，转小火煮约40分钟，加盐调味即可。

【备注】素食者可将排骨换成油豆腐。

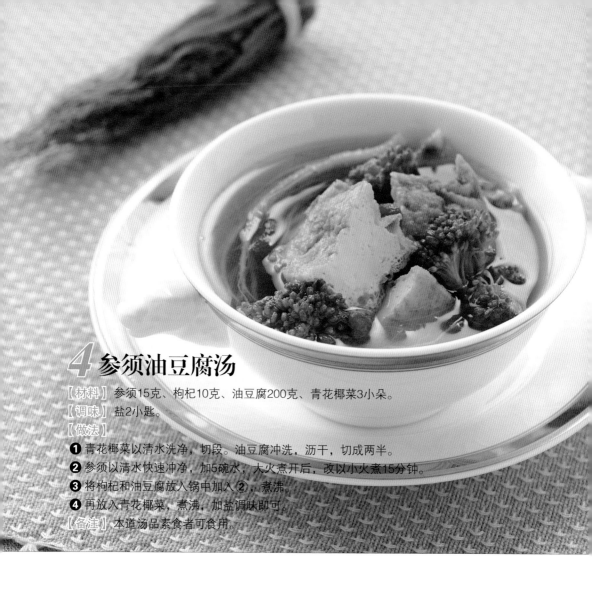

4 参须油豆腐汤

【材料】 参须15克、枸杞10克、油豆腐200克、青花椰菜3小朵。

【调味】 盐2小匙。

【做法】

❶ 青花椰菜以清水洗净，切段。油豆腐冲洗，沥干，切成两半。

❷ 参须以清水快速冲净，加5碗水，大火煮开后，改以小火煮15分钟。

❸ 将枸杞和油豆腐放入锅中加入❷，煮沸。

❹ 再放入青花椰菜，煮沸，加盐调味即可。

【备注】 本道汤品素食者可食用。

5 黄芪枸杞红枣茶

【材料】 黄芪25克、枸杞15克、红枣10颗。

【做法】

❶ 黄芪、红枣以清水快速冲净。

❷ 将枸杞和❶放入锅中加800毫升水，大火煮开后，改以小火煮20分钟。

❸ 去渣，放入保温杯中即可饮用。

6 白木耳红枣甜汤

【材料】 干白木耳15克、红枣10颗。

【调味】 冰糖1大匙。

【做法】

❶ 白木耳以冷水浸泡5分钟，洗净后捞起，去蒂头，切成小块；再放入水中洗净，捞起。

❷ 红枣以清水快速冲净。

❸ 将❶❷放入锅中加6碗水，大火煮开后，改以小火煮15分钟，再加冰糖调味即可。

7 五色时蔬

【材料】 银杏罐头8粒、山药1小段、青花椰菜8朵、红椒1/4颗、鲜香菇2朵。

【调味】 橄榄油1小匙、海盐1小匙。

【做法】

❶ 食材皆以清水冲净。山药去皮切成条状，青花椰菜切小朵，红椒切长段，香菇去蒂切粗段。

❷ 将水煮开后，放入海盐和橄榄油各1小匙。

❸ 放入银杏罐头、山药、青花椰菜、红椒和香菇，滚水后取出沥干，盛碗加盐和匀即可。

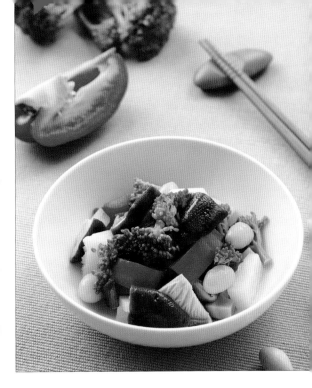

8 鲜茄鱼片

【材料】 石斑鱼片300克、大西红柿1个、洋葱半个、青椒半个、面粉2小匙。

【调味】 盐2小匙、糖1/2小匙、色拉油1小匙、米酒1小匙。

【做法】

❶ 所有蔬菜洗净，洋葱切成条状，青椒去籽切块，大西红柿切丁备用。

❷ 鱼片与1小匙盐、米酒拌匀，沾面粉，入油锅炸成金黄色后取出，沥去油。

❸ 以1小匙色拉油热锅，将洋葱爆香，放入西红柿丁和青椒块，拌炒后加1大匙水煮透。

❹ 放入鱼片翻炒，待鱼片入味后，再加1小匙盐、1/2小匙糖调味即可。

【备注】 素食者可将鱼片和洋葱换成豆皮和姜丝。

9 豆浆豆花甜汤

【材料】 豆浆250毫升、豆花1小碗、枸杞10颗。

【调味】 砂糖1小匙。

【做法】

❶ 将枸杞和砂糖放入豆浆中，小火加热。

❷ 再将豆花放入①中，即可食用。

10 双色花椰菜

【材料】 青花椰菜半个、白花椰菜半个。

【调味】 盐1小匙、橄榄油1小匙、白胡椒粉少许。

【做法】

❶ 青、白花椰菜剥成小朵，以清水洗净。

❷ 准备一锅水，煮沸后加盐，再将①放入汆烫后捞出。

❸ 在②淋上橄榄油，撒上白胡椒粉，拌匀即可。

怀孕后期（29～40周）

➡ 多摄取蛋白质和钙质，
以少量多餐、多变化为原则

理想增加4～6千克

到了怀孕后期，孕妇的肚子越来越大，或多或少会有腰酸、腹痛的情形，这时可使用托腹带帮忙支撑一些重量。有些孕妇的胃口变差，连带出现便秘，有些则下肢水肿或静脉曲张，做尿液检查时甚至发现蛋白尿或糖尿。

本阶段胎儿逐步发育成熟，视觉和听觉日趋完善。每次产检时，医生会更加留意孕妇的体重增加幅度，宝宝、妈妈和家人都齐心为诞生做准备。

怀孕后期共12周，**理想体重共增加4～6千克，平均每周增加0.3～0.5千克，等于每个月增重1.3～2千克**。

饮食原则

怀孕后期每日所需的热量、蛋白质和钙质，与中期相同，**以50千克正常体形的孕妇来说，每天需摄取1800大卡、60克蛋白质、1000毫克的钙质**。产检时，如果医师认为宝宝可以"再大一点儿"，可能会针对个别状况，提醒孕妇增加摄取量。此外，本阶段每天**须额外补充45毫克的铁质**，有些医师会开处方铁剂给孕妇服用，但大多数准妈妈仍希望从饮食中摄取营养，请多吃含铁食物（见第105页）。

宝宝需求

怀孕后期是出生前的最后冲刺阶段，胎儿的体重快速增加，骨骼和肌肉也持续强化，钙和蛋白质的摄取一定要充足；此外，宝宝会从母体吸收较多铁质储存在自己体内，为出生做准备。后期增加钙质的补充，也可以选择使用有检验证明、无塑化剂及重金属的珍珠粉。

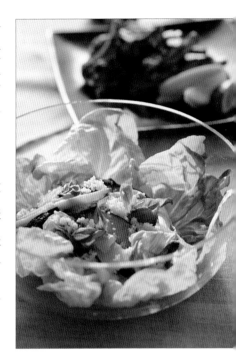

本阶段孕妇的肚子又圆又大，会影响到下肢血液循环，有些孕妇出现水肿，更多人则会为便秘所苦。再者宝宝向上顶到胃，食欲变差是普遍现象，打乱了原本规律的饮食习惯。

摄取充足的纤维质，每天务必吃到叶菜类，并喝足够的白开水来预防便秘，避免痔疮的发生。怀孕后期，宝宝会直接吸收母体的"铁质"，孕妇**请增加"铁质"摄取**，以免出现缺铁性贫血。由于生产在即，还可以通过滋补的食物替准妈妈补足肾气、强化体力，以期平安顺利生产。

医生娘贴心说
怀孕后期从这些食物中找营养！

·富含"铁质"的食物：
牡蛎、蛤蜊、猪肉、牛肉、羊肉等，以及菠菜、苋菜、红凤菜、玉米笋、紫菜、黑芝麻、莲子、葡萄干、黑枣干等。（动物肝脏含铁丰富，但本身可能含有毒素，所以不建议吃。体质虚弱或胎气较不稳的孕妇也应少摄食牡蛎、蛤蜊等属寒性的水产物。）

·富含"纤维质"的食物：
黑豆、黄豆、红豆、绿豆、皇帝豆、毛豆、莲子、栗子、牛蒡、秋葵、地瓜叶、黄豆芽、青花椰菜、莲藕、玉米笋、海带、蒟蒻、菠菜、茄子、燕麦、荞麦、糙米、胚芽米、番石榴、柿子、西洋梨、释迦、橙子等。

·强化体力、补充元气的食物：
黄芪、党参、粉光参、参须、红枣、黑枣、枸杞、山药、莲子、栗子、燕窝、海参等。

怀孕后期建议菜单10道 》（1餐份）

怀孕后期的饮食，以提高孕妇的体力为重点，并提供足够的纤维质，让孕妇排便顺畅。此外，最后3个月继续补充蛋白质、钙质和铁质，为宝宝的出生做最佳准备。同样地，也加入了素食者可替换的食材。

1 黑豆牛蒡排骨汤

【材料】 黑豆200克、牛蒡半支、排骨200克。

【调味】 盐2小匙。

【做法】

❶ 黑豆以清水洗净，放入干锅中，以小火炒至微爆。

❷ 牛蒡去皮，滚刀切块。

❸ 排骨入滚水汆烫，取出后用水洗净。

❹ 将❶❷❸放入锅中加6碗水，大火煮开后，转小火煮约40分钟，加盐调味即可。

【备注】 素食者可将排骨换成面轮。

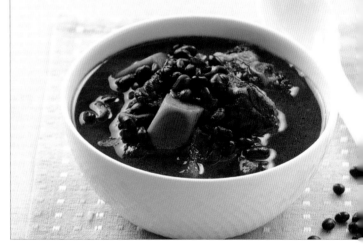

2 紫米甜粥

【材料】 紫米200克、米豆（白眉豆）100克、桂圆50克。

【调味】 冰糖2大匙。

【做法】

❶ 紫米、米豆分别以清水洗净，桂圆拨散。

❷ 将紫米放入锅中加4碗水，大火煮开后，改以小火煮20分钟。

❸ 将米豆加入❷中，以小火续煮15分钟。

❹ 再加入桂圆和冰糖，煮滚后和匀即可。

3 鸡丁山药枸杞沙拉

【材料】 鸡胸肉半个、新鲜山药200克、枸杞10克、金橘汁1小匙。

【调味】 橄榄油1小匙、盐1小匙。

【做法】

❶ 鸡胸肉入电饭锅中蒸熟，取出后切丁。

❷ 新鲜山药去皮，洗净后切丁，入滚水汆烫，捞起沥干。

❸ 枸杞以热水浸泡3分钟，使其变软后捞起。

❹ 将❶❷❸放入盘中，加入橄榄油、盐、金橘汁，拌匀即可。

【备注】 素食者可将鸡胸肉换成小豆干。

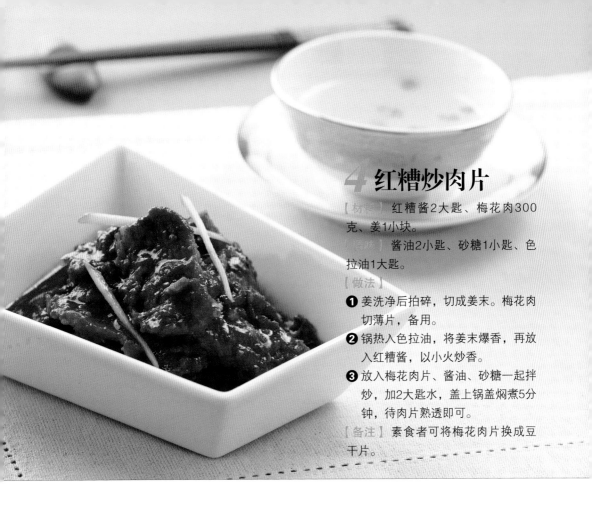

4 红糖炒肉片

【材料】 红糖酱2大匙、梅花肉300克、姜1小块。

【调味】 酱油2小匙、砂糖1小匙、色拉油1大匙。

【做法】

❶ 姜洗净后拍碎，切成姜末。梅花肉切薄片，备用。

❷ 锅热入色拉油，将姜末爆香，再放入红糟酱，以小火炒香。

❸ 放入梅花肉片、酱油、砂糖一起拌炒，加2大匙水，盖上锅盖焖煮5分钟，待肉片熟透即可。

【备注】 素食者可将梅花肉片换成豆干片。

5 杜仲黑枣鸡汤

【材料】 杜仲15克、黑枣10颗、大鸡腿1个。

【调味】 盐2小匙。

【做法】

❶ 杜仲和黑枣以清水快速冲净。

❷ 鸡腿切块，入滚水汆烫，取出后用水洗净。

❸ 将①②放入锅中加6碗水，大火煮开后，转小火煮25分钟，加盐调味即可。

【备注】 素食者可将鸡腿换成素鸡。

6 天麻鲈鱼汤

【材料】 天麻10克、中型鲈鱼1尾、枸杞10克、姜2片。

【调味】 盐2小匙。

【做法】

❶ 鲈鱼去鳃、去鳞，洗净后切块，备用。

❷ 姜片切成细丝。枸杞以清水快速冲净。

❸ 天麻以清水快速冲净放入锅中，加5碗水，大火煮开后，转小火煮10分钟。

❹ 将①②放入③中，大火煮开后，转小火煮3分钟待鱼熟，加盐调味即可。

【备注】 素食者可将鲈鱼换成冻豆腐。

7 虾皮葱蛋

【材料】 鸡蛋3个、虾皮1大匙、青葱2根。

【调味】 色拉油2大匙、盐1/2小匙。

【做法】

❶ 将青葱洗净，切成葱花，备用。

❷ 虾皮以清水快速冲净，沥干。

❸ 将鸡蛋打入碗中，用筷子打散。

❹ 将①②和盐放入③中，充分搅拌均匀。

❺ 锅热入色拉油，将④倒入，以中小火煎
　 至双面金黄，取出切块摆盘即可。

【备注】 素食者可将虾皮和青葱换成素肉臊
和九层塔。

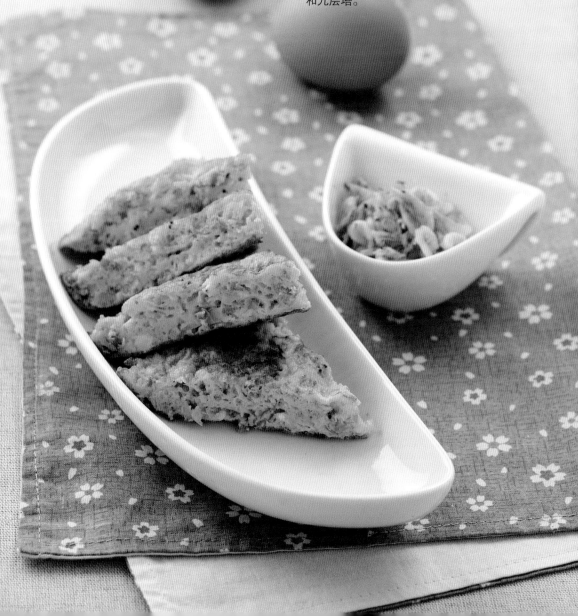

8

蒟蒻水果盅

【材料】 蒟蒻板1块、苹果半个、番石榴半个、奇异果1个、百香果2个、菠萝1/8个。

【调味】 蜂蜜2小匙。

【做法】

❶ 将蒟蒻板切丁，入滚水汆烫，取出后用冷水浸泡5分钟，沥干备用。

❷ 苹果和奇异果去皮切丁。番石榴和菠萝切丁。百香果切开取出果肉。

❸ 将所有水果放入漂亮的透明碗，淋上蜂蜜即可食用。

9

海带莲藕蒟蒻豆包汤

【材料】 海带结100克、莲藕1节、蒟蒻结100克、豆包2片。

【调味】 盐2小匙。

【做法】

❶ 莲藕去皮洗净，切成小块。豆包切块，备用。

❷ 海带结、蒟蒻结以清水洗净，备用。

❸ 将海带结和莲藕放入锅中，加5碗水，大火煮开后，转小火煮20分钟。

❹ 将蒟蒻结和豆包块放入❸中，以小火续煮5分钟，加盐调味即可。

10

炒黑木耳丝

【材料】 鲜黑木耳200克、嫩姜1小块。

【调味】 色拉油1大匙、酱油2小匙、糖1/2小匙。

【做法】

❶ 黑木耳以清水洗净，去蒂，切成细丝。

❷ 嫩姜以清水洗净，切成细丝。

❸ 锅热入色拉油，将姜丝爆香，放入❶、调味料和2大匙水，以小火翻炒至入味即可。

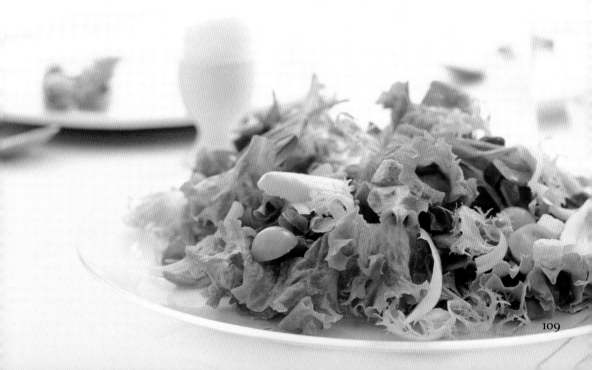

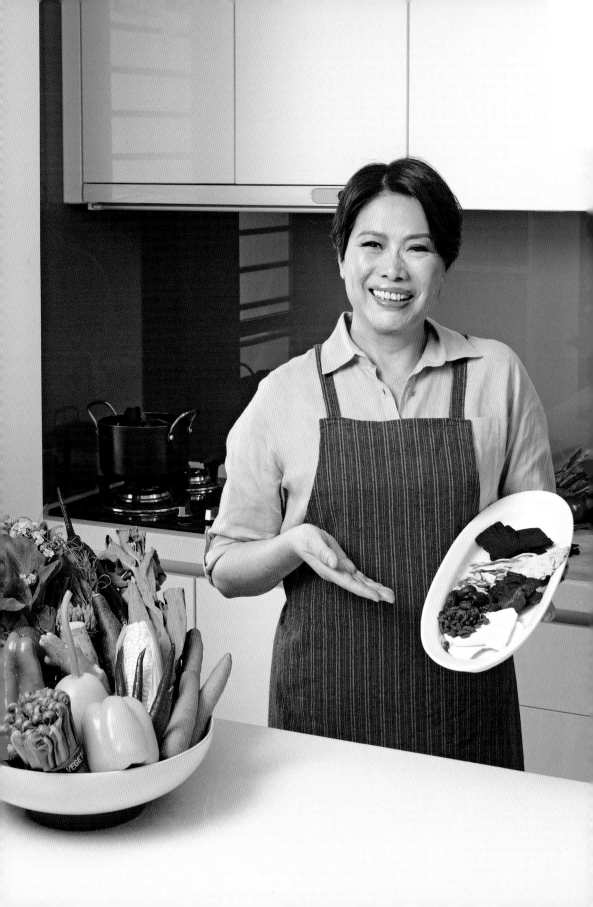

第4章

PART❹

坐月子4周正确调养，补回流失气血，修护体质！

终于和腹中的宝贝儿见面了！

40周的孕期加上生产过程，妈妈真的辛苦了！

产后第1个月，妈妈一定要疼惜自己，

将流失的气血补回来，才能顺利泌乳哺育宝宝，

同时，还能将以往不够好的体质加以修复。

产后1~4周请好好坐月子，正确地调理身体吧！

一、坐月子是女人第2个重整健康的关键期！

　　上天对女性特别宠爱，在我们的一生中，有3个健康关键期，这3个时期平顺与否，牵涉到前面岁月里，身体有没有被珍视对待；而这3个时期的调养好坏，更攸关后面岁月里的健康与否。

　　女人有3次得以重整健康的机会，每次都和生理期有关，分别是**初经来潮、产后坐月子和更年期停经**。

❶ 初经来潮 ▶ 奠定"做个健康女人"的基础

　　东方女孩第一次月经来潮，在12～14岁之间，在此之前的一两年里，胸部已开始发育。饮食内容西化后，胖小孩比例大增，而肥胖会导致性早熟，加上某些肉品可能有荷尔蒙残留，以致许多孩子提前发育。初经来潮代表女性的生育机能已启动，接下来几年将渐趋成熟，直到成年后遇到对的人一起成家、生儿育女。

调养重点

①培养正确的两性观念。例如，每月排出经血等于帮身体排毒。

②学习照顾和保护自己，建立良好的生活习惯有助于生理期的顺畅。不吃冰食、不熬夜、适度运动，月经就会准时报到，经血排得顺，自然不痛经。

③月经过后可适度喝些四物汤调补气血。有些女孩幼时体弱多病，初经来的那几年因妈妈照顾得当，体质渐渐改善，人也会变得越来越漂亮。

本阶段若调养得宜，女孩从儿童期进入青春期，定能发育良好；等到成年结婚后，不仅容易受孕，怀孕和生产过程也较顺利。

❷ 坐月子 ▶ 补养气血，调理体质，迎向高峰

曾有人说过，从女孩变成女人，关键不在于为人妇，而在于为人母。怀孕对母体而言是非常大的改变，荷尔蒙急起变化，身心状态与以往迥然不同；经过十月怀胎，生产之后，体内亟待重建，此刻正是整顿健康的好时机。

调养重点

① 食补加药补，设法把怀孕和生产期间所消耗掉的气血全力补充回来。

② 休养身体、增强元气，才有体力面对接下来的哺乳和育儿重任。

③ 以正确的坐月子方法，一并解决怀孕前后的健康问题，让体质比怀孕前更理想。

目标

本阶段若调养得宜，体虚怕冷的人能改善手脚冰冷的情况，当身体变暖，因体质虚寒、子宫过冷而引起的妇女病也可不治而愈；有些人原本经脉气血不通畅，变成容易发胖、水肿、酸痛的体质，只要月子坐得好，气血循环可改善，新陈代谢可变旺盛，甚至能比从前更窈窕。

反之，有人轻忽坐月子的重要性，留下视力衰退、早生白发、牙齿松动的后遗症，更甚者腰酸背痛、严重掉发，悔不当初。

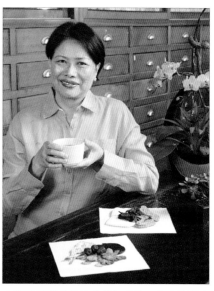

▲ 我建议坐月子时食补加药补，全力补回生产时消耗掉的气血。

❸ **更年期** ▶ 为"美好的晚年生活"揭开序幕

45～55岁之间，女性的卵巢功能慢慢衰退，少了些女性荷尔蒙的支持，身体发生种种变化，甚至有人因某些症状而万分不适，这段从月经变化到消失的过程称为更年期，**多数人得历时1～2年，有人甚至是更长的时间，女性一般的停经年龄在50岁之后。**

调养重点

① 缓和心理上的不安，理解自己又迈向人生新阶段，有人因为更年期的内分泌改变，进而引发忧郁特质，再加上面对月经终止、生育力消失，身心压力变大，适度运动、社交生活则有助于舒缓压力。

② 更年期的女性荷尔蒙减少，所带来的不适可寻求医师的协助予以调整，重新建立身体的平衡。

③ 更年期严重不适的女性，往往在前两个关键期欠缺调养，身体必然有些小毛病，可通过健康检查和药食调理，重建体质。

目标

本阶段若调养得宜，以前生理上的小毛病可望修复，不仅能避免年纪轻轻就一身老人病，还能为后续30年的健康打下基础，替美好的晚年生活揭开序幕。

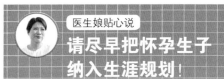

医生娘贴心说

请尽早把怀孕生子纳入生涯规划！

建议年轻女性，如果你所选择的人生要有下一代，请将怀孕这件事纳入生涯规划；早一点儿生养，对你和对宝宝的健康都好。

二、产后第1个月的调理很重要!

经过漫长的期待,终于迎来爱的结晶。从医生剪断脐带的那刻起,你的身体和大脑已知道怀孕阶段结束,该启动产后新模式,于是荷尔蒙急速改变,随着胎盘的娩出,孕激素和雌激素骤降,原本被孕激素抑制住的泌乳激素准备开始大量激发……如果问生过小孩的女性:"你觉得坐月子重要吗?"得到的答案几乎都是肯定的。产后第1个月,正是所谓的"坐月子期",这4周各有不同的调理原则,请专心静养,修复因怀孕、生产而消耗的体况。

产后第1个月,尤其是**前面2周,由于生产方式不同,自然产和剖腹产的修复重点不太一样**,虽然两者皆有伤口,但位置、预防感染的做法、帮助恶露排出的时间点都有差别。

●自然产 ▶ 护理重点在会阴和乳房

有人形容自然生产是先苦后乐,剖腹生产是先乐后苦,这是以产兆出现到产后疼痛感来做比较的。自然生产得熬过阵痛期,时间长短因人而异,生产时医师以会阴切开术使产道出口变宽,方便胎儿通过,以减轻阴道和会阴的撕裂程度。然而会阴切开术并非毫无缺点,依然有伤口感染或裂开、产后肿痛或出血、肛门括约肌受伤、未来行房时疼痛等风险。

对自然产的妈妈而言,坐月子期间,首要做好阴部护理,在**每次排尿和排便后,用生理冲洗瓶装温水,由上往下冲洗外阴部,然后轻柔地拭干**。坐月子期间请持续这么做,至少在恶露结束前绝不要偷懒,以免伤口发炎。

此外，怀孕期间若报名相关产前课堂学习，会学到乳房护理课程；在生产后，护理人员也会教导妈妈如何做乳房护理。通过清洁和按摩，让你尽快产生初乳，并顺利哺喂小宝贝儿。

●剖腹产▶ 护理重点在下腹和乳房

剖腹生产从医师下刀到缝合伤口大约40分钟，再加上手术前会进行脊柱硬膜外麻醉，生产过程中妈妈虽清醒却感觉不到疼痛，所以很多人以为比较轻松。其实，剖腹生产后前3天的疼痛程度保证让你终生难忘，尤其宝宝吸吮乳头时会刺激子宫收缩，有些人的痛觉较敏感，坐月子期间只要一喂奶，就感觉下腹伤口抽痛。

对剖腹产的妈妈而言，虽只看到肚皮有一道10～15厘米的伤口，事实上，包括皮肤、皮下脂肪、子宫都被切开了。别以为伤口缝了线就一定没问题，有些产妇因过度好动或提重物导致伤口裂开，必须回医院重新处理。因此坐月子期间，除了贴美容胶带，还要观察伤口的情形，避免伤口红肿发炎。

为了让泌乳顺畅，即使是剖腹产妈妈也要忍痛做乳房清洁和护理，并让宝宝练习吸吮。

●坐月子▶ "吃对"和"睡好"是关键

无论如何，请家人帮助产妇，一定要睡得好、吃得对，方能把身体养好，也才有能力去哺育和照顾宝宝。在此提醒新手妈妈：产后第1个月暂把减重放一边，**坐月子以"恢复体力""帮助泌乳"和"母乳喂养"为首要任务。**

总之，坐月子的至高原则是——补身、母乳喂养、不减重！

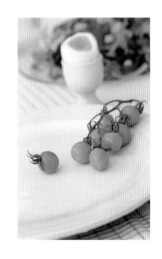

产后第1周
➡ 调节生理机能，排除多余水分！

　　产后第1周，多数妈妈既疲累又兴奋，见到期待中的小生命，内心有满满的感动，而母乳喂养会让你和小宝贝儿之间更亲密，记得让先生与你一起共同参与育儿！**生完孩子别急着洗澡、洗头，请先以擦拭来代替水洗，等第3周再来恢复正常状态吧！**

● 调理原则和修复目标

　　怀孕期间为了适应胎盘和宝宝的发育，并制造大量羊水，孕妇身体里的水分增加，血流量甚至提高了50%。然而受荷尔蒙的影响，孕妇的血管弹性不如从前，怀孕后期肚子越来越大，以致压迫到下肢静脉，血液回流心脏的情况不佳，于是出现水肿、静脉曲张、痔疮等问题。

　　怀孕这10个月，你无法像从前那样跑跳，运动多半是温和的散步和体操，缺乏大量排汗，体内难免积累不好的物质。而胎盘原本附着在子宫壁上，生产时剥落从产道娩出，子宫内其实是有伤口的，一些上皮细胞、内膜组织也陆续剥落，共同形成恶露，产后就从阴道排出；**多数自然产的恶露排出会在第3周结束，也有人长达1个月，至于剖腹产的恶露则较少，排出时间也较短。**

　　产后第1周应通过调理，设法将多余的物质排除，并小心护理伤口防止发炎。

调理原则

　　子宫被长期撑大，产后除了服用医生开的子宫收缩药外，也可做"子宫环形按摩"帮助子宫收缩复旧。

　　排恶露，即将体内多余的水分和废血排出体外。而"生化汤"则是排出恶露、协助子宫复旧的产后药补方，服用方法可详见下页解说。

修复目标

　　促进生产伤口的愈合，预防发炎，并着重于代谢，让恶露顺利排出；同时**疏通乳腺，促进乳汁分泌**。多数产妇在本周还很虚弱，饮食需要营养，但应避免过度进补，以免虚不受补。

医生娘贴心说

生化汤该怎么吃？吃多久？

"生化汤"是中医帮助产妇化瘀的重要汤饮，有化瘀血、生新血的功效，能促进子宫收缩，让恶露彻底排出，还能帮助乳汁分泌，改善产后腰酸、腹痛等症状。生化汤该怎么喝？该喝几天？与生产方式有关。

如果采取自然产，产后前3天医生可能给予促进子宫收缩的口服药或针剂，为了不干扰药效，建议等到第4天才开始喝生化汤，连续喝7天。

如果采取剖腹产，有些妇产科医生会将子宫内膜大致清除干净，这时即使不喝生化汤也无妨；倘若恶露滴答不断，建议在产后第8天开始喝生化汤，连续喝5天。

生化汤是古人的智慧结晶，不过流传久远，药方已有分歧，有的药效温和，有的却很猛烈（红花、桃仁太多）。有些人体质特殊，喝了竟大量出血，那就违背喝生化汤的目的了；如果喝了生化汤之后，出现口干舌燥、眼热肿痛、便秘或失眠等症状，应该找医师诊断，而不是固执地继续喝。生化汤的制作方法请参见第170页。

产后第2周
➡ 固本培元，补养气血！

亲朋好友和同事都知道你生了，母子平安的喜讯会令大家开心不已。考虑到自然产大约住院3天，剖腹产大约住院5天，产后第1周不适合探望，第2周陆续会有访客来家里道贺。曾听许多产妇说过，太多访客导致她无法做乳房按摩和护理，也不能充分休息。建议产妇出面寒暄后，便把招呼访客的任务交给先生或家人，自己则把握时间休息，并照正常步调进食和哺乳。

●调理原则和修复目标

产后第2周，无论自然产还是剖腹产，伤口疼痛已经缓和，即使是痛觉敏感的人也觉得不再那么难忍。经过上周的努力，不但有了初乳，母乳分泌量也渐增，乳汁分泌越来越顺畅。由于孕期和生产过程耗费相当多的气血，妈妈容易觉得累，有人连每隔2~4小时的哺喂都不堪负荷。此外，剖腹产的妈妈产后从第8天也可以开始喝生化汤，下腹伤口若愈合良好，也能缠绕束腹带了。

调理原则

多休息、勿操劳，跟着本书介绍的坐月子菜单进食，妥善调养、修复身体，**从药食中养血补气、修复子宫内膜、促进新陈代谢**，喝生化汤化瘀、消**肿**，则是当务之急。这个阶段也可以开始吃麻油料理。

修复目标

怀孕期间妈妈的血流量虽然增加，其实血液或多或少被稀释了，不少人还有血红素偏低的问题。生产过程会流失血液，自然产的出血量在300毫升之内，剖腹产的出血量在500毫升之内，对身体确实是有一定的消耗。

经由药食调养，希望把流失的气血补回来，并**加强疏通循环、不要滞**瘀。**同时可对腹部进行子宫按摩，帮助子宫收缩以排出恶露，并让之前被宝**宝挤压的脏器回归原来的位置。

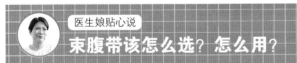

（医生娘贴心说）
束腹带该怎么选？怎么用？

束腹带的功能不只是减肥，通过正确缠绕，束腹带能帮助剖腹伤口愈合并减缓疼痛，还能帮助子宫收缩，及早复位，并预防其他器官下坠，也可使腰、腹、背部肌肉放松。

市面上有很多种束腹带，但建议产后妈妈选用长条式的棉质透气纱布（约950厘米长、14厘米宽）一圈一圈地缠绕，这种束腹带的效果较理想，也比较舒服。绑的时候产妇平躺着，由先生拿着纱布，用手掌将下腹部的肌肉和子宫往上推，然后从耻骨往胃部方向缠绕，由于带子够长，整个腹部能被完整缠绕住。

如果是自然产，在产后第2天即可开始绑束腹带，剖腹产妈妈要视伤口愈合情况，通常在第8~10天才开始绑。坐月子期间，除了洗澡，其他时间请一律绑着，如厕、哺乳时都不必取下，睡觉时除非体质敏感会发痒，否则至第4周都建议绑着睡，因为此阶段脂肪松弛，绑着有集中固定的效果。有些产妇急于恢复身材就立刻穿塑身内衣，但塑身内衣对身体的挤压太严重，可以等坐完月子视身体恢复状况再考虑是否使用。

产后第3周
➡ 补益元气，恢复气力！

产后第3周，恶露快排干净了，会阴或下腹部的伤口开始让你忘了它们的存在。小宝贝儿醒着的时间逐渐变长，无论吃奶速度或奶量都进步了，母婴之间逐渐培养出默契，育儿不再像之前那样慌乱。

有些妈妈胀奶时还没到哺喂时间，可使用吸奶器吸出备用。这个时期妈妈情绪也渐趋稳定，胃口比前两周好，但有些人受荷尔蒙影响会有浮躁、抑郁、易动怒等情绪起伏。本周起**可以做一点儿简易运动，但以不会妨碍伤口、不至于疲累为原则。下肢仍水肿的人，可坐在床边或椅子上，缓慢地做抬腿运动。**

● 调理原则和修复目标

坐月子最怕妈妈"没胃口"和"睡不好"，这两件事攸关母乳的质量和产量，如果母乳稀薄且营养成分不足，宝宝喝了会影响发育。因此，**月子餐必须保证热量、蛋白质、钙质、铁质，并以营养的汤汁、茶饮取代白开水（水分子太大，喝水会使脂肪细胞膨胀，胖肚子了就很难消掉）**，让妈妈喜欢吃且吃得饱，才能分泌出好的乳汁和充分的量来哺育宝宝，并有余裕的能量去修补自己的身体。

调理原则

健脾养胃，**让自己有好的胃口，吃好、睡好以补充元气、让体力迅速恢复**，才能拥有良好的哺乳质量，也有助于保持愉悦的心情。

修复目标

生产所消耗的不仅是体力，还有精神。坐月子期间要设法**提高生理机能，增强活力，降低疲怠感，否则产妇的情绪会变得低落**。此外，还要调整肠胃状态，预防生产后快速老化。

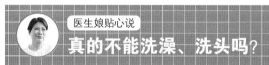

医生娘贴心说

真的不能洗澡、洗头吗?

坐月子期间你没外出,每天早晚刷牙、洗脸,每隔2~4小时喂母乳前会擦拭胸部,并做乳房护理,而且每次上厕所后即冲洗外阴部,天天勤于更换哺乳胸罩和内裤。

产后第1、2周不宜洗澡、洗头,一来避免着凉生病,二来预防伤口感染。如果觉得难受,可每隔2天请先生帮忙,在温暖的房间或浴室里进行擦澡。如果正值冬天,请事先打开电暖器,室温最好达到25℃;如果是夏天,洗澡前请关掉冷气和风扇,以免寒气从张开的毛细孔入侵,造成感冒。

产后不能碰冷水,擦澡之前,先准备温热的姜汁水或含中药材的擦澡包。擦澡包一包直接放入1500毫升的热开水中浸泡3分钟。也可将一大块老姜洗净后拍碎,放入大锅中煮沸,改以小火煮5分钟后熄火,这就是姜汁水。待温度适宜用这锅水或擦澡包水进行擦澡,用纱布巾依序擦拭头皮、上半身和下半身。

趁先生准备擦拭时,太太先梳头发把灰尘梳掉。此时先不脱衣服,请先生拿干净的纱布巾,蘸水为太太擦拭头皮,擦完马上用吹风机以热风吹干。

接着请用另一条较大的纱布为上半身擦澡。必须确保室内够温暖才脱衣,擦完立即穿上干净的衣服。接着进行下半身擦澡,阴部不必特别清理(每次如厕都冲洗过),擦拭时请避开剖腹伤口。

产后适合洗澡的时间,应从恶露较少的第3周开始,如果难以忍受,可以用擦澡的方式,但前2周还是尽量忍耐不洗头。沐浴的注意事项如上所述,并应尽快用热风吹干头发、擦干身体!

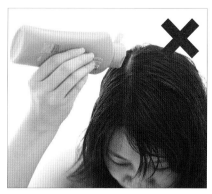

▲产后前2周尽量忍耐不洗头。

121

产后第4周
➡ 养颜美容，促进新陈代谢！

产后第4周，宝宝即将满月，坐月子阶段即将告一段落。妈妈的育儿经验已非常丰富，体力也大致恢复，理想的状态是母乳分泌量和宝宝的需求量吻合。

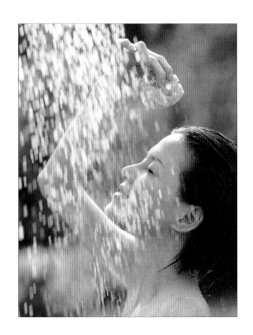

当生理机能调整完成，新陈代谢也会复苏，哺乳中的妈妈是最美的。满月之前不宜碰冷水，如果忍不住想做家务，请挑选较轻松、不必沾水的工作；有人急着穿塑身衣，还是等坐完月子再说吧！

●调理原则和修复目标

由于产后雌激素和孕激素减少，身体的代谢机能变得缓慢，加上这个月为了调养身体，吃的都是很营养的食物，有些产妇照镜子时，发现自己的身材和产前有一大段距离，而产假即将度过一半，为此着急不已。请再给自己一点儿耐心，**第4周要特别滋补肾气，只要调养得好，自然气色好、体态美。**

调理原则

加强补肾，强健筋骨，并促进代谢率，培养不容易发胖、不会酸痛的体质。

修复目标

设法调整内分泌机能，借由简单的运动以及补充富含胶原蛋白的食物来改善肌肉弹性，也应多补充钙质，以预防骨质疏松，此外，也应多做能促进新陈代谢的事情，例如，喝牛蒡茶、杜仲茶或是按摩、补充B族维生素等。

要怎么预防乳腺炎？

常有孕妇提问："郭老师，我的胸部比较小，将来乳汁会不会不够？"别担心，胸部尺寸和泌乳能力没有绝对关系，只要**坐月子睡得好、多补充高蛋白质的食物、多摄取营养的汤汤水水、坚持母乳喂养以刺激乳汁的分泌**，母乳就会源源不绝地分泌。

怀孕阶段不可按摩乳房，否则会引发宫缩，待生产完再按摩即可。通过乳房的是胃经脉，内侧还有肾经脉，调理好胃、肾经脉有助于乳汁分泌（方法同"十二时辰养胎法"，请参见第72～85页）。

除了担心乳汁分泌不足，产妇最怕乳腺炎。乳腺炎有两种：一种是母乳没排空造成的发炎，称为"非感染性乳腺炎"；另一种是细菌感染所造成的发炎，称为"感染性乳腺炎"，表现于外都是红、肿、硬、热、痛，常发生在初产妇的身上，一旦发烧，必须就医。

乳腺炎是可预防的，请遵照以下的预防方法：

❶ 如果可以，生产后**30分钟**内就母乳喂养，马上刺激乳腺、分泌乳汁。不要等有胀奶的感觉才喂乳。

❷ 不要怕痛、不敢母乳喂养或挤乳。

❸ 泌乳量远超过宝宝所需时，要注意乳腺有没有排空。

❹ 母乳喂养或挤乳时，间隔时间不要超过4小时。

❺ 半夜是泌乳激素分泌最旺盛的时间，请务必要母乳喂养或挤乳，不要一觉睡到天亮。

护理人员教导的乳房按摩和热敷能够通畅乳腺，可是上述情形一旦发生，**滞留的乳汁只要超过5毫升，即可能造成乳腺堵塞；如果乳房已变得很硬，这时光靠吸奶器效果不佳，必须热敷后，忍痛边按、边揉、边挤。**当乳房肿胀很严重，而小宝贝儿吃得太少又不爱吸吮时，可请家中的大宝贝儿或先生帮忙，这是最快速有效的解决方法。

想预防乳腺炎，**怀孕后期可吃卵磷脂**。科学家研究发现，卵磷脂可以提高母乳里多元不饱和脂肪酸的比例，降低了母乳的浓稠度，较不会造成乳腺的阻塞。

总之，力行"喂奶之前做护理，喂奶之后要排空"，就不容易得乳腺炎，即使有硬块会痛还是要继续喂，除非有化脓、出血的情形才可停止哺喂，并应立刻就医。

三、喂母乳对宝宝最好，还能帮助速瘦！

　　上天让女人产后能分泌乳汁，母乳是专为宝宝准备的最佳食物。能被妈妈亲自哺喂的新生儿最幸福，可得到最自然、最好吸收、最珍贵的营养素，因为初乳、母乳中的抗体，能保护宝宝抵抗疾病，而妈妈的怀抱能给宝宝最大的安全感。对妈妈而言，母乳喂养省时、省力、省钱，不必消毒奶瓶、不必准备热开水冲泡奶粉，随时随地能哺乳，况且宝宝的吸吮会刺激子宫收缩，让母乳不断分泌，对身体的恢复也有帮助。更重要的是，喂母乳的妈妈不会变胖，将来不易罹患乳腺癌，换言之，母乳喂养绝对是母婴双赢。

喂母乳需要更多热量和营养

　　哺乳期间，每天要比平常多摄取500大卡热量。以怀孕前50千克，正常体态的妈妈为例，1500＋500＝2000大卡，**蛋白质除了每1千克需要1克，还需再增加15克**，50＋15＝65克；此外，每天建议摄取1200毫克的"钙"和45毫克的"铁"。

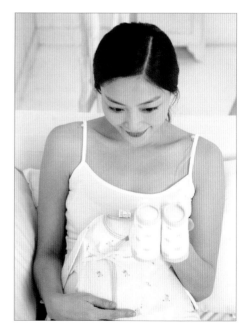

● 比怀孕后期增加200大卡的哺乳期建议菜单

和怀孕中后期相比，哺乳期又多出200大卡的热量，必须确保多摄取5克的蛋白质。你可以采取几种搭配，例如：

- **1份主食 + 1份豆鱼肉蛋类 + 1份油脂与坚果种子类** ➡ **190大卡，蛋白质9克**
  =1/4碗糙米饭 + 1块传统豆腐（或小豆干3个） + 1茶匙麻油
- **1份主食 + 1份豆鱼肉蛋类 + 1份蔬菜 + 半份油脂与坚果种子类** ➡ **193大卡，蛋白质10克**
  =1/4个全麦大馒头 + 1颗水煮蛋 + 半碟烫青江菜 + 半茶匙花生酱
- **1份主食 + 半杯低脂奶 + 1份蔬菜 + 1份油脂与坚果种子类** ➡ **200大卡，蛋白质7克**
  =1/3根玉米 + 120毫升低脂鲜奶 + 半碟烫高丽菜 + 1茶匙南瓜籽油

水果较寒凉，哺乳期不宜食用。

● 每哺喂850毫升母乳，会消耗650大卡的热量

曾有新手妈妈问我："月子餐吃这么好，会不会变大胖子？"绝对不会，因为妈妈每哺喂850毫升的母乳就会消耗650大卡的热量，增加的食物提供营养素以支应转换为母乳的能量，**但从热量来看，消耗的比增加的多。**

事实上，**母乳喂养宝宝是最好的瘦身方法**，妈妈大可放心喂奶，因为，宝宝吸奶等于在帮你减肥！

理想的月子餐除了早餐、午餐、晚餐，可在各**餐后2小时左右补充点心**，分量不必多，如一小碗滋补甜汤（不是蛋糕、饼干）可帮忙补充体力，妈妈的情绪也会相对愉快稳定。

3种补奶汤饮和4种回奶食材

哺乳期吃东西要留意，有些食物可促进乳腺通畅、增进乳汁分泌，让母乳营养又浓郁，有些却因为太寒凉，一吃就回奶。

补奶汤饮 **①花生猪脚汤**

➡ 增加泌乳量，提升母乳质量，补充气力！

花生猪脚汤是帮助乳腺发育的食物，对促进乳汁分泌也有帮助。花生含多元不饱和脂肪酸，猪脚则有大量的胶质、蛋白质和脂肪，能让乳汁变浓稠，提升母乳的质量，同时为妈妈补充气力，很适合产后食用。

如果妈妈的血脂、血糖、血压偏高，就不宜多吃，建议改喝鱼汤。

材料（3人份）

猪脚半个、带衣花生米半斤、盐2小匙、米酒水10碗。

做法

①猪脚剁块，入滚水汆烫，取出后用冷水冲洗，去碎骨。

②带衣花生米用清水洗净。

③将①②放入锅中加米酒水，大火煮开后，改以小火煮1个半小时，加盐调味即可。

备注

· 猪脚的分量较多，煮熟待冷却后请放入冰箱冷藏保存，要吃的时候再取适量加热。

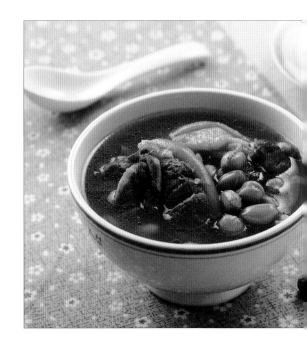

补奶汤饮 ❷红豆鲫鱼汤

➡ 泌乳顺畅，预防贫血，消除产后水肿！

这是久传的通乳食谱，吃过的人都觉得有效，事实上，鱼汤对泌乳很有帮助。鲫鱼的优质蛋白质、脂肪含量很高，肉质也鲜嫩可口，唯一美中不足是鱼刺多，须小心食用。红豆的蛋白质、微量元素、纤维质都很丰富，是泌乳期可多吃的好食物，它能够补血、健脾、利水，在催乳的同时，一并改善贫血和下肢水肿。

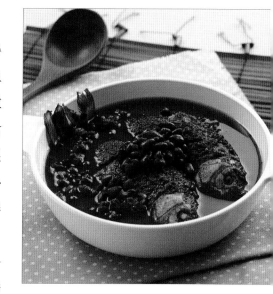

材料（3人份）

红豆200克、小型鲫鱼3尾、姜3片、白醋3大匙、盐1小匙、色拉油适量。

做法

①鲫鱼去鳞、去鳃、洗净，在鱼背上划2刀，白醋中浸泡20分钟，取出后用纸巾拭干。

②将①放入油锅炸至金黄色，取出沥油。

③红豆洗净后放入锅中，加4碗水，大火煮开后，改以小火煮20分钟。

④将②和姜片放入③中，以小火煮20分钟，待红豆软烂，加盐调味即可。

备注

•油量视锅大小而定，要足够将鲫鱼炸酥。炸好务必将油沥掉。

补奶汤饮 ❸ 哺乳茶

➡ 每天当水喝，有效增加母乳的分泌量！

这是帮助产妇泌乳的茶汤，使用温和滋补的中药材加水熬煮，等乳腺通畅后再饮用可催乳。（制作方法请参见第171页）

● 4种吃了会回奶的禁忌食物

民间流传很多退乳偏方，但效果因人而异，根据自身的试验以及周围产妇的分享，下列食物回奶效用极高，请妈妈注意。

①**麦芽水**：中医用炒麦芽水来治疗乳汁不退，所以泌乳期绝对不能喝麦茶、黑麦汁等饮品。

②**人参**：在哺乳期吃到人参，母乳量会锐减。

③**韭菜**：韭菜含有一种类似回奶药的成分。

④**薄荷**：薄荷性凉，产后妈妈身体虚弱，喝薄荷茶容易使乳汁分泌量大为缩减。

医生娘贴心说

喂母乳，一定要多补钙！

哺乳期的妈妈每天须摄取1200毫克的钙质，建议每餐从鱼汤、鸡汤中补充。

吃素的妈妈必须从豆浆、豆腐、豆干等豆类食物中摄取钙质，同时多摄食深绿色叶菜类，也可吃吉士片。

此外，小鱼干、黑芝麻、虾米、奶酪、麦片、豆干、冻豆腐、芥蓝菜、山芹菜等，都是高钙食品。想补钙，最好从食物中摄取，实在不行，才考虑补充钙片。

四、不必花大钱，"五星级月子餐"在家做！

营养、均衡、美味、多变化——这是坐月子期间的饮食目标。考虑食物的属性，搭配养生法，可帮助产后的妈妈们补足气血和气力，使乳汁又多又浓。

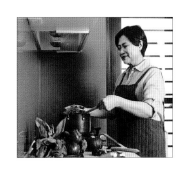

先掌握月子餐的5个要领

坐月子期间，因为妈妈在哺乳中，所吃的食物会通过乳汁影响到小宝宝，所以请坚守以下烹调原则：

❶热量▶食材种类要多元化，热量要足够多

前文已不断提醒，哺乳中的妈妈每天须摄取2000大卡，而且食材种类要多元，营养要均衡，不要只吃单一食品，例如，一整天里每餐都喝鸡汤就不科学。

即使不喂母乳，也不要骤然减量只摄取1500大卡，**请先像怀孕中后期那样吃，但将主食减少1份，恢复成2.5碗饭**，等2周后体力大致恢复，再调整为1500大卡。

❷食材▶勿食甲壳类海鲜、猪肝、猪腰

主张月子里不吃甲壳类海鲜，也不吃猪肝和猪腰，还有些食材也尽量不食用：

• **甲壳类海鲜**：螃蟹、蛤蜊等都是寒凉食物，不适合产妇食用；再者，甲壳类海鲜是常见的过敏来源，也许妈妈对它不会过敏，但宝宝就不一定了，避免通过乳汁影响孩子，还是不吃为好。

- **猪肝和猪腰**：肝是身体的解毒工厂，肉食猪饲养过程中使用了抗生素、瘦肉精，余毒极可能残留在肝脏；至于猪腰是身体的过滤器，重金属污染了水源和大地，受污染的食物被猪吃下，重金属几乎累积在肾脏，吃猪腰无疑将重金属再接收回自己的体内。而且猪肝和猪腰的胆固醇极高，在所有动物内脏中仅次于猪脑，坐月子期间的豆鱼肉蛋类已够丰富，不宜再吃这么高胆固醇的食物。

- **生冷、坚硬、过酸的食材**：这些食材不利消化，还会影响子宫收缩。**生冷食物如瓜类蔬果、生菜沙拉，因寒凉所以坐月子不宜食用**。产后钙质流失，许多妈妈牙齿松动，**坚硬如甘蔗、瓜子等食物暂时别吃。食用过酸如酸菜、梅干菜、腌渍酱菜等，常导致胃不舒服，损筋伤骨**。

- **不新鲜的食材**：观察销售点的保存条件，容易腐坏的东西不要购买食用，以免食物中毒。

- **过咸、重口味的食材**：产后虚弱**以补肾气为要，过咸的食物伤肾，产前出现妊娠高血压、水肿的妈妈一定要避免**。重口味的食材违背月子餐的清淡原则，太油腻、发酵过的食物也应少吃。

- **易胀气的食材**：**建议不要吃鸡蛋和牛奶，以免胀气。**

- **易造成便秘的食材**：面包、面线、馒头、水饺、糯米、蛋糕。

- **易造成肥肚难消的食材**：稀饭。

③ 调味 ▶ 少油、少盐、少糖、拒辛辣

　　一如所有的养生原则，尽可能少油、少盐、少糖，但也不能都不吃！

　　例如咸味，**做菜时盐放平时用量的1/3即可，产妇完全不吃盐是错误的**，因历经辛苦生产，若只吃无盐料理，产后妈妈可能无法开胃、促进食欲。盐是平衡人体电解质不可缺的物质，且产后用餐会大量流汗，流失很多钠，若不补充会导致"低血钠症"，严重者会造成脑部病变。但**酱油应尽量少用，**

剖腹产妈妈想要伤口颜色淡化，最好忌口。

口味清淡是月子餐的特色之一，像辣椒、芥末、生大蒜（煮熟可食）和其他太辛辣的食物最好别吃，以免燥热影响情绪和睡眠。

❹煮法▶油炸、烧烤、生食、全酒不宜

烹调方式会影响食物的温、热、寒、凉属性，同样一条鱼，煮法不同，吃下后的结果也不一样。我建议月子餐尽量以清蒸、红烧、清炒、低油煎煮的方式，来取代油炸和烧烤。

• **油炸和烧烤：**如辛辣类食物，油炸和烧烤的烹调方式会导致产妇上火，口干舌燥、便秘、少尿，进一步还会嘴破、睡不安稳、情绪焦躁，而这种情绪会通过母乳影响到小宝宝。

• **生食：**坐月子不宜吃生食，如生菜沙拉、生鱼片、生虾、生蚝、生牛肉等。

• **全酒：**有些月子餐会加酒，甚至以全酒烹煮，这是不妥的。**酒精会影响妈妈的伤口修复，而且会通过乳汁跑到宝宝的身上，**建议选用米酒水，在炖汤、蒸鱼时可以使用。

❺油脂▶尽量以植物油取代动物油

吃豆、鱼、肉时，在摄取蛋白质的同时也摄取到脂肪。月子餐里有很多肉和鱼，不建议再使用动物性油脂，建议炒菜不用猪油，以植物油为主。

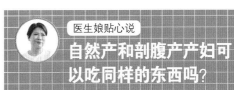

医生娘贴心说

自然产和剖腹产产妇可以吃同样的东西吗?

很多人认为自然产和剖腹产产妇的差别在于后者有伤口，所以剖腹第1周不该吃麻油，自然产则没关系。其实，即使是自然产，会阴部和阴道里也有伤口。

所以，**产妇在产后第1周应先吃茶油，第2周起才开始吃麻油。**自然产和剖腹产产妇主要的差别，在于喝生化汤的时间点和天数，详细说明请参考第118页的【医生娘贴心说】。

善用食物的"五色五味"，来为产妇补身！

以食补来改善身体状况，可将食物分为青（绿）、赤（红）、黄、白、黑五色以及酸、苦、甘、辛、咸五味，分别滋补肝、心、脾、肺、肾等五脏。

想补肝，多吃绿色食物

【相关症状】 肝脏隶属消化系统；产后若眼压过高、容易疲惫，建议调养肝经脉。

【推荐食材】 特别推荐青花椰菜和绿色蔬菜。

【烹调方法】 尽量利用白醋、黑醋、茄汁、柠檬汁来调味。

【进食时间】 最好每一餐都吃。

想补心，多吃红色食物

【相关症状】 心脏隶属循环系统；产后若常忧郁、沮丧、不安、发怒，建议调养心经脉。

【推荐食材】 红凤菜、红苋菜、红豆、红糟、红枣、枸杞、胡萝卜等。

【烹调方法】 月子餐苦味不宜，可搭配其他食材烹调即可。

【进食时间】 最好搭配三餐或在点心时间吃。

想补脾，多吃黄色食物

【相关症状】 西医认为脾脏隶属免疫系统，中医则认为是消化系统；产后若食欲不振、胀气、便秘，建议调养脾经脉。

【推荐食材】 金针、南瓜、玉米、银杏、栗子、味噌、坚果、麦片、糙米、小米等。

【烹调方法】 味甘，入菜之外，也适合煮成甜汤。

【进食时间】 最好在午餐食用。

想补肺，多吃白色食物

【相关症状】 肺脏隶属呼吸系统；产后若久咳不愈、皮肤粗糙，建议调养肺经脉。

【推荐食材】 山药、百合、杏仁、莲子、白花椰菜、白木耳、金针菇、杏鲍菇、竹笙、酒酿、粉光参、天麻、鲍鱼等。

【烹调方法】 搭配洋葱、黑白胡椒或大蒜等辛味食材烹煮，可促进新陈代谢。

【进食时间】 最好在早餐食用。

想补肾，多吃黑色食物

【相关症状】 肾脏隶属泌尿系统；产后若腰酸背痛、掉发、牙齿松动、牙床痛、耳鸣、耳痒，建议调养肾经脉。

【推荐食材】 黑豆、紫米、黑芝麻、黑木耳、香菇、牛蒡、桂圆、黑糖、何首乌、杜仲、熟地等。

【烹调方法】 少盐烹调。

【进食时间】 最好在晚餐食用。

【备　　注】 也不能完全无盐，否则会使体内钠含量过低，进而引起抽筋，钠低钾高也会使产妇出现昏昏欲睡和甲状腺问题。

每天6餐加茶饮的4周"月子餐"完全示范菜单

以产后生理调养所需，运用食物的"五色五味"为产妇量身打造，帮助身体排水气、补元气、补血养气、强化内脏机能，并且还要能养颜美容和促进新陈代谢，将身体丧失的能量补齐。我所设计的4周荤素月子餐不只营养，而且多变化，让妈妈们的月子餐不再只有麻油鸡。

第1周月子餐

	A餐	B餐	C餐
早餐	栗子饭❶❸❼·黄芪红枣枸杞鸡汤❶❹⓿ 枸杞炒高丽菜苗❶❺⓿·清蒸鲑鱼❶❺❺	红糖饭❶❸❼·干贝香菇鸡汤❶❹⓿ 炒青江菜❶❹❾·姜丝肉片❶❺❹	南瓜饭❶❸❽·粉光参香菇鸡汤❶❹⓿ 姜丝炒菠菜❶❺⓿·清蒸鳕鱼❶❺❺
早点心	银耳莲子红枣汤❶❺❽	杏仁牛奶❶❺❾	山药百合甜汤❶❻⓿
午餐	栗子饭❶❸❼·天麻鲈鱼汤❶❹❷ 炒油菜❶❹❽·卤小排❶❺❹	红糖饭❶❸❼·党参鱼片汤❶❹❸ 茶油炒红凤菜❶❹❾·白切猪菲力❶❺❸	南瓜饭❶❸❽·芡实莲子排骨汤❶❹❻ 炒三丝❶❹❽·茄汁肉片❶❺❷
午点心	姜汁南瓜甜汤❶❺❽	花生汤❶❺❾	红豆小米甜汤❶❻⓿
晚餐	栗子饭❶❸❼·首乌杜仲排骨汤❶❹❼ 炒绿苋菜❶❺❶·红糟鸡❶❺❻	红糟饭❶❸❼·巴戟天黑豆排骨汤❶❹❺ 炒青花椰菜❶❹❾·洋葱鸡柳❶❺❻	南瓜饭❶❸❽·花生猪脚汤❶❷❻ 炒白花椰菜❶❹❾·大蒜卤鸡腿❶❺❼
晚点心	紫米莲子甜汤❶❺❽	首乌黑芝麻牛奶❶❺❾	紫米桂圆甜汤❶❻⓿
茶饮	• 生化汤❶❼⓿（自然产第4天起喝，连喝7天）、哺乳茶❶❼❶		

第2周月子餐

	A餐	B餐	C餐
早餐	桂圆饭 ⑬⑦ 杏鲍菇糙米鸡汤 ⑭① 炒青江菜 ⑭⑨ 煎味噌鱼 ⑮⑤	麻油饭 ⑬⑧ 竹笙枸杞鸡汤 ⑭② 炒高丽菜 ⑭⑧ 洋葱鸡柳 ⑮⑥	坚果枸杞饭 ⑬⑧ 山药鲍鱼鸡汤 ⑭② 大蒜炒菠菜 ⑮⓪ 白切猪菲力 ⑮③
早点心	杏仁五谷汁 ⑯①	花生汤 ⑮⑨	百合银耳甜汤 ⑯②
午餐	桂圆饭 ⑬⑦ 天麻虱目鱼汤 ⑭③ 炒三丝 ⑭⑧ 梅汁排骨 ⑮②	麻油饭 ⑬⑧ 天麻鲈鱼汤 ⑭② 醋拌藕片 ⑮⓪ 姜丝肉片 ⑮④	坚果枸杞饭 ⑬⑧ 百菇排骨汤 ⑭⑥ 姜丝烧南瓜 ⑮① 茄汁肉片 ⑮②
午点心	银耳莲子红枣汤 ⑮⑧	姜汁桂圆红枣甜汤 ⑯①	红豆小米甜汤 ⑯⓪
晚餐	桂圆饭 ⑬⑦ 麻油鸡 ⑭② 枸杞炒高丽菜苗 ⑮⓪ 红糟肉片 ⑮②	麻油饭 ⑬⑧ 麻油鸡 ⑭② 枸杞炒杏鲍菇 ⑮① 黄花菜黑木耳烧鸡丁 ⑮⑦	坚果枸杞饭 ⑬⑧ 麻油猪菲力汤 ⑭⑥ 炒绿苋菜 ⑮① 栗子焖鸡 ⑮⑦
晚点心	紫米莲子甜汤 ⑮⑧	首乌黑芝麻牛奶 ⑮⑨	黑木耳桂圆甜汤 ⑯②
茶饮	• 生化汤 ⑰⓪（剖腹产第8天起开始喝，连喝5天）、母乳喂养的妈妈喝哺乳茶 ⑰①		

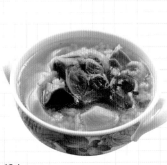
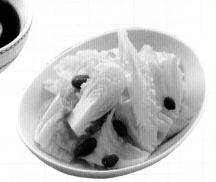

第3～4周月子餐

	A餐	B餐	C餐
早餐	糙米饭⑬ 粉光参香菇鸡汤⑭ 炒青花椰菜⑭ 白切猪菲力⑮	牛蒡香菇糙米饭⑬ 姜丝虱目鱼肚汤⑭ 炒绿苋菜⑮ 椒盐猪排⑯	麦片糙米饭⑬ 黄芪红枣枸杞鸡汤⑭ 麻油炒红凤菜⑭ 梅汁排骨⑮
早点心	酒酿蛋汤⑯	杏仁五谷汁⑯	百合银耳甜汤⑯
午餐	糙米饭⑬ 麻油鸡⑭ 炒绿苋菜⑮ 梅汁排骨⑮	牛蒡香菇糙米饭⑬ 麻油猪菲力汤⑭ 姜丝烧南瓜⑮ 红烧旗鱼⑭	麦片糙米饭⑬ 麻油猪菲力汤⑭ 姜丝炒菠菜⑮ 椒盐蒸赤鯮⑭
午点心	花生汤⑮	紫山药莲子甜汤⑯	姜汁南瓜甜汤⑮
晚餐	糙米饭⑬ 首乌黑枣香菇排骨汤⑭ 麻油炒高丽菜⑭ 清蒸鲷鱼片⑭	牛蒡香菇糙米饭⑬ 十全大补排骨汤⑭ 麻油炒川七⑮ 栗子焖鸡⑰	麦片糙米饭⑬ 药炖鲜鱼汤⑭ 炒红苋菜⑮ 洋葱鸡柳⑯
晚点心	紫米桂圆甜汤⑯	首乌黑芝麻牛奶⑮	核桃牛奶⑯
茶饮	• 母乳喂养的妈妈喝哺乳茶⑰		

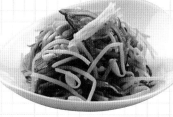
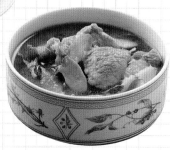
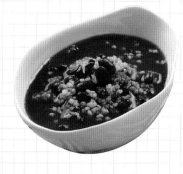

专为素食的你设计的 "月子餐" 菜单

	A餐	B餐	C餐
早餐	栗子饭 ⑬ 黄芪枸杞豆包汤 ⑯ 炒高丽菜 ⑭ 清蒸山药枸杞 ⑯	红糖饭 ⑬ 竹笙枸杞油豆腐汤 ⑯ 炒三丝 ⑭ 姜丝炒面肠 ⑯	牛蒡香菇糙米饭 ⑬ 天麻腐皮汤 ⑯ 炒绿苋菜 ⑮ 椒盐素排 ⑯
早点心	银耳莲子红枣汤 ⑱	花生汤 ⑲	杏仁五谷汁 ⑯
午餐	栗子饭 ⑬ 党参豆肠汤 ⑯ 炒油菜 ⑭ 海带卤豆干 ⑯	红糖饭 ⑬ 豆皮山药枸杞汤 ⑯ 醋拌藕片 ⑮ 茄汁干丝 ⑯	牛蒡香菇糙米饭 ⑬ 麻油油豆腐汤 ⑯ 姜丝烧南瓜 ⑮ 姜丝炒黄豆芽 ⑯
午点心	姜汁南瓜甜汤 ⑱	姜汁桂圆红枣甜汤 ⑯	紫山药莲子甜汤 ⑯
晚餐	栗子饭 ⑬ 首乌杜仲牛蒡海带汤 ⑯ 炒绿苋菜 ⑮ 红糟豆肠 ⑯	红糖饭 ⑬ 麻油面肠汤 ⑯ 枸杞炒杏鲍菇 ⑮ 金针黑木耳烧豆腐 ⑯	牛蒡香菇糙米饭 ⑬ 十全大补豆包汤 ⑯ 麻油炒川七 ⑮ 栗子焖海带豆干 ⑯
晚点心	紫米莲子甜汤 ⑲	首乌黑芝麻牛奶 ⑲	紫米桂圆甜汤 ⑯
茶饮	• 生化汤 ⑰（自然产第4天起连喝7天，剖腹产第8天起连喝5天）、母乳喂养的妈妈喝哺乳茶 ⑰		

郭老师的五星级坐月子食谱100道

以主菜、饭汤、甜点、茶饮集合而成的100道坐月子餐，色香味俱全、荤素兼具，保证让妈妈们健康与美味兼得！

1 红糟饭

【材料】白米1杯、姜1小块、红糟酱1大匙、橄榄油半小匙。

【做法】

❶ 姜洗净后拍碎，切成姜末。

❷ 白米以清水淘净。

❸ 锅热入橄榄油，将姜末爆香，再放入红糟酱，以小火炒香。

❹ 将②③放入内锅加1杯水，搅拌后放入电饭锅煮，待开关跳起即可。

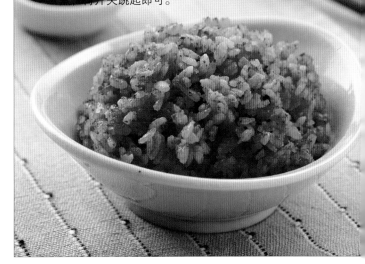

2 栗子饭

【材料】白米1杯、去壳生栗子100克。

【做法】

❶ 栗子入滚水余烫，剥去薄膜。

❷ 白米以清水淘净。

❸ 将①②放入内锅加1杯水，放入电饭锅煮。

❹ 开关跳起后，用饭勺将栗子压碎，与饭拌匀即可。

【备注】1杯米可煮成2碗饭。水可用米酒水替代。

3 桂圆饭

【材料】白米1杯、桂圆1大匙。

【做法】

❶ 桂圆剥散。

❷ 白米以清水淘净。

❸ 将①②放入内锅加1杯水，搅拌后放入电饭锅煮，待开关跳起即可。

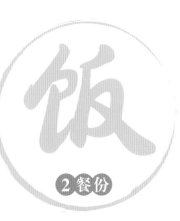

4 南瓜饭

【材料】 白米1杯、南瓜100克。

【做法】

❶ 南瓜去皮切丁。

❷ 白米以清水淘净。

❸ 将①②放入内锅加1杯水，搅拌后放入电饭锅煮，待开关跳起和匀即可。

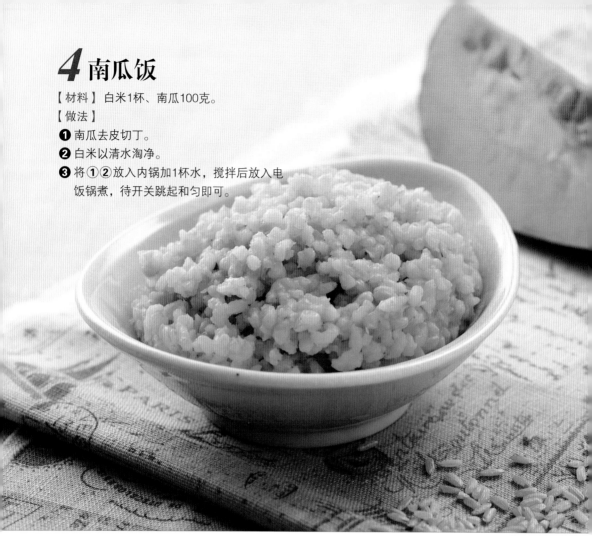

5 麻油饭

【材料】 白米1杯、姜半小块、麻油半大匙。

【做法】

❶ 姜洗净后，用研磨器磨成姜泥。

❷ 白米以清水淘净。

❸ 锅热入麻油，将姜泥爆香。

❹ 将②③放入内锅加1杯水，搅拌后放入电饭锅煮，待开关跳起即可。

6 坚果枸杞饭

【材料】 白米1杯、核桃半小匙、腰果半小匙、松子半小匙、枸杞半小匙。

【做法】

❶ 将核桃、腰果敲碎。枸杞以清水快速冲净。

❷ 白米以清水淘净。

❸ 将①②和松子放入内锅，加1杯水，搅拌后放入电饭锅煮，待开关跳起即可。

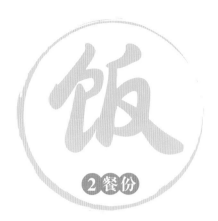

2 餐份

7 牛蒡香菇糙米饭

【材料】

糙米1杯、牛蒡半小段、新鲜香菇1朵。

【做法】

❶ 牛蒡去外皮切细丝。香菇洗净切细丝。

❷ 糙米以清水淘净。

❸ 将①②放入内锅加$1\frac{1}{4}$杯的水，放入电饭锅煮，待开关跳起和匀即可。

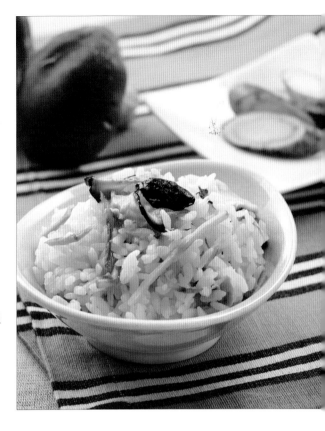

8 麦片糙米饭

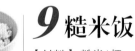

【材料】 糙米1杯、麦片1/4杯。

【做法】

❶ 糙米以清水淘净。

❷ 将①及麦片放入内锅加$1\frac{1}{4}$杯的水，搅拌后放入电饭锅煮，待开关跳起即可。

9 糙米饭

【材料】 糙米1杯。

【做法】

❶ 糙米以清水淘净。

❷ 糙米放入内锅加$1\frac{1}{4}$杯的水，放入电饭锅煮，待开关跳起即可。

【备注】 糙米在没浸泡的情况下，一般的电饭锅需增加水量才能将其煮软，1杯米至少需$1\frac{1}{4}$杯的水。如果是设计可煮糙米的电饭锅，1杯米维持1杯水就足够了。

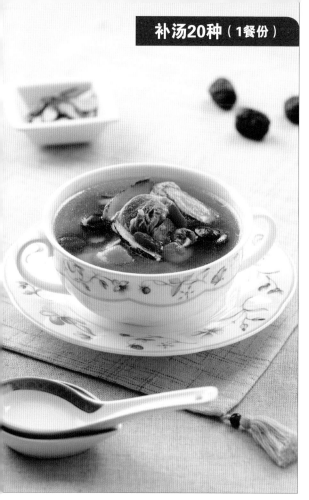

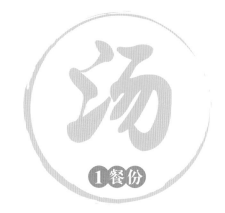

1餐份

10 黄芪红枣枸杞鸡汤

【材料】黄芪15克、枸杞10克、红枣8颗、鸡腿1个。

【调味】米酒水4碗、盐1/2小匙。

【做法】

❶ 黄芪、红枣以清水快速冲净。

❷ 鸡腿剁块，入滚水汆烫，取出后用水洗净。

❸ 将①②放入锅中加米酒水，大火煮开后，转小火煮约20分钟。

❹ 放入枸杞，煮沸，加盐调味即可。

11 干贝香菇鸡汤

【材料】干贝3粒、香菇5朵、红枣5颗、鸡腿1个。

【调味】米酒水4碗、盐1/2小匙。

【做法】

❶ 干贝、红枣以清水快速冲净。

❷ 香菇以清水泡软，去蒂头。

❸ 鸡腿切块，入滚水汆烫，取出后用水洗净。

❹ 将①②③放入锅中加米酒水，大火煮开后，改以小火煮20分钟，加盐调味即可。

12 粉光参香菇鸡汤

【材料】粉光参5克、枸杞5克、干香菇5朵、鸡腿1个。

【调味】米酒水4碗、盐1/2小匙。

【做法】

❶ 粉光参以清水快速冲净。

❷ 香菇以清水泡软，去蒂头。

❸ 鸡腿切块，入滚水汆烫，取出后用水洗净。

❹ 将①②③放入锅中加米酒水，大火煮开后，转小火煮20分钟。

❺ 放入枸杞，煮沸，加盐调味即可。

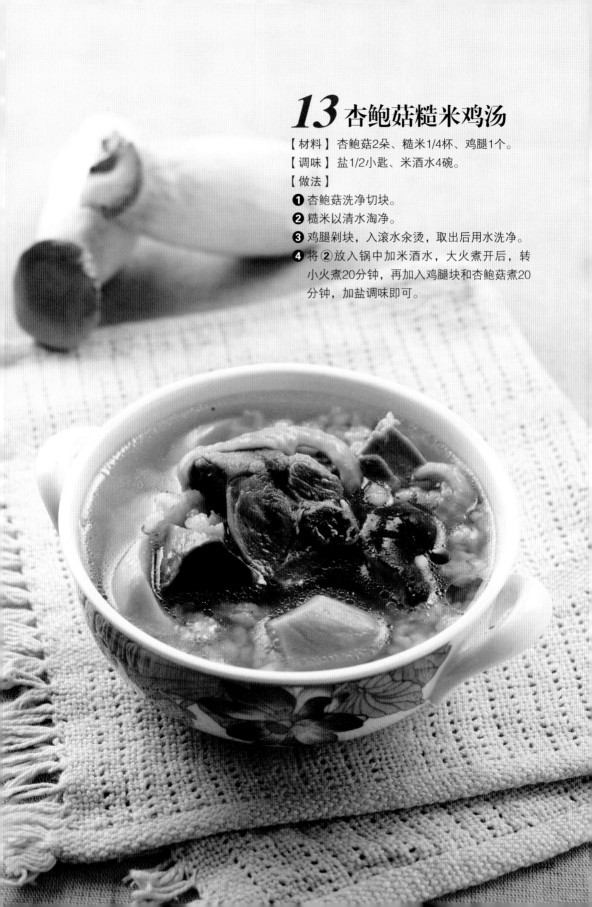

13 杏鲍菇糙米鸡汤

【材料】 杏鲍菇2朵、糙米1/4杯、鸡腿1个。

【调味】 盐1/2小匙、米酒水4碗。

【做法】

❶ 杏鲍菇洗净切块。

❷ 糙米以清水淘净。

❸ 鸡腿剁块，入滚水汆烫，取出后用水洗净。

❹ 将②放入锅中加米酒水，大火煮开后，转小火煮20分钟，再加入鸡腿块和杏鲍菇煮20分钟，加盐调味即可。

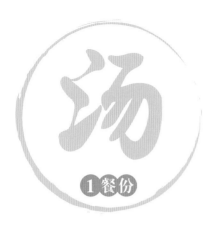

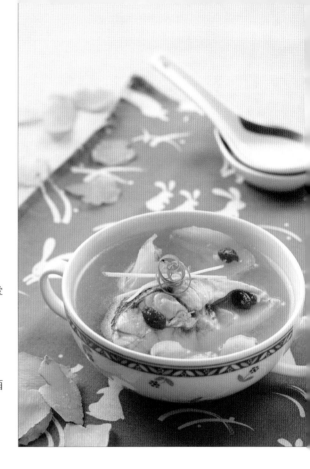

1 餐份

14 天麻鲈鱼汤

【材料】天麻5克、枸杞5克、鲈鱼1块（掌心大小）、姜1块。

【调味】米酒水2碗、盐1/2小匙。

【做法】

❶ 鲈鱼洗净。姜洗净切丝。

❷ 天麻以清水快速冲净放入锅中，加米酒水，小火煮至天麻膨胀变软。

❸ 放入鲈鱼、姜丝和枸杞，大火煮开后，转小火煮5分钟，加盐调味即可。

15 麻油鸡汤

【材料】老姜1大块、鸡腿1个。

【调味】麻油2大匙、米酒2大匙、米酒水3碗。

【做法】

❶ 鸡腿切块，用水冲净。

❷ 老姜洗净切片。

❸ 锅热入麻油，放入姜片，用小火把姜爆黑。

❹ 转大火，放入①拌炒至金黄色。

❺ 加入米酒水，大火煮开后，转小火煮20分钟，再加入米酒，大火滚开即可。

16 竹笙枸杞鸡汤

【材料】竹笙2条、枸杞5克、鸡腿1个。

【调味】米酒水4碗、盐1/2小匙。

【做法】

❶ 鸡腿切块，入滚水氽烫，取出后用水冲净。

❷ 竹笙泡软，去杂质、去蒂，剪成小段。

❸ 将①②放入锅中加米酒水，大火煮开后，转小火煮20分钟

❹ 放入枸杞，煮沸，加盐调味即可。

17 山药鲍鱼鸡汤

【材料】鲜山药50克、小鲍鱼2只、枸杞5克、鸡腿1个。

【调味】米酒水4碗、盐1/2小匙。

【做法】

❶ 鸡腿切块，入滚水氽烫，取出后用水冲净。

❷ 山药削去外皮、洗净切块。

❸ ①②和小鲍鱼放锅中加米酒水以大火煮开后，转小火煮约20分钟，加枸杞煮滚，加盐调味即可。

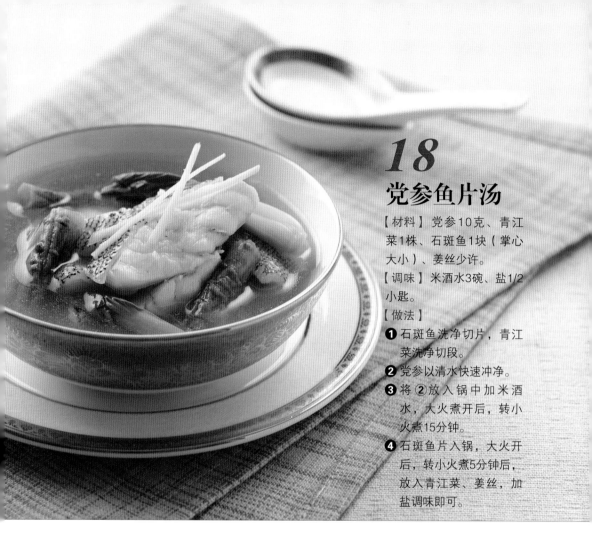

18
党参鱼片汤

【材料】 党参10克、青江菜1株、石斑鱼1块（掌心大小）、姜丝少许。

【调味】 米酒水3碗、盐1/2小匙。

【做法】

❶ 石斑鱼洗净切片，青江菜洗净切段。

❷ 党参以清水快速冲净。

❸ 将②放入锅中加米酒水，大火煮开后，转小火煮15分钟。

❹ 石斑鱼片入锅，大火开后，转小火煮5分钟后，放入青江菜、姜丝，加盐调味即可。

19 天麻虱目鱼汤

【材料】 天麻5克、枸杞5克、虱目鱼1块（掌心大小）、姜丝少许。

【调味】 盐1/2小匙、米酒水4碗。

【做法】

❶ 虱目鱼洗净切片。

❷ 天麻以清水快速冲净。姜丝洗净沥干。

❸ 将②放锅中加米酒水，大火煮开后，转小火煮10分钟，直到天麻呈透明色。

❹ 放入虱目鱼片、枸杞和姜丝，大火煮开后，转小火煮3分钟，加盐调味即可。

20 姜丝鲈鱼汤

【材料】 姜1小块、枸杞5克、鲈鱼1块（掌心大小）。

【调味】 盐1/2小匙、米酒水3碗。

【做法】

❶ 鲈鱼洗净切块。枸杞以清水快速冲净。

❷ 姜洗净切丝，与鲈鱼块、米酒水一起放入锅中煮沸。

❸ 大火煮开后，转小火煮5分钟，再放入枸杞煮滚，加盐调味即可。

21 姜丝虱目鱼肚汤

【材料】 姜1小块、枸杞5克、虱目鱼肚1/2块（1块为掌心大小）。

【调味】 米酒水3碗、盐1/2小匙。

【做法】

❶ 虱目鱼肚洗净切片。枸杞以清水快速冲净。

❷ 姜洗净切丝，与米酒水和虱目鱼肚一起放入锅中煮滚，转小火煮3分钟。

❸ 再放入枸杞，煮滚后加盐调味即可。

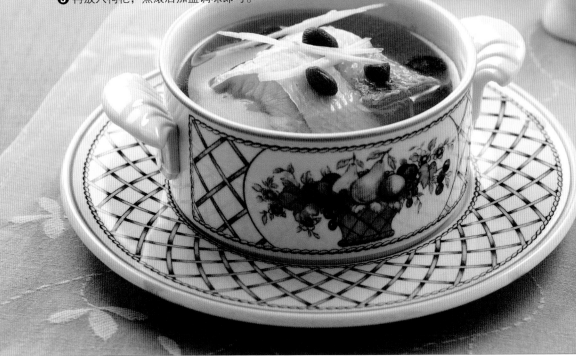

22 药炖鲜鱼汤

【材料】 八珍药包1包、枸杞5克、红枣5颗、虱目鱼1块（掌心大小）。

【调味】 盐1/2小匙、米酒水5碗。

【做法】

❶ 八珍药包和红枣以清水快速冲净。

❷ 虱目鱼洗净切片。枸杞以清水快速冲净。

❸ 将①放锅中加米酒水，大火煮开后，转小火煮20分钟，去渣留汁。

❹ 放入虱目鱼片和枸杞，大火煮开后，转小火煮5分钟，加盐调味即可。

【备注】 八珍＝四物（当归、川芎、炒白芍、熟地）＋四君子（党参、白术、茯苓、甘草）。

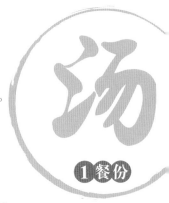

汤

1餐份

23 巴戟天黑豆排骨汤

【材料】 巴戟天15克、黑豆50克、枸杞5克、排
骨200克。

【调味】 盐1/2小匙、米酒水6碗。

【做法】

❶ 巴戟天、枸杞以清水快速冲净。

❷ 黑豆以清水洗净，沥干。入干锅，以小火炒至
微爆。

❸ 排骨入滚水汆烫，取出后用水洗净。

❹ 将巴戟天、黑豆和排骨入锅，加米酒水，大火
煮开后，转小火煮30分钟，再加入枸杞煮滚
后，加盐调味即可。

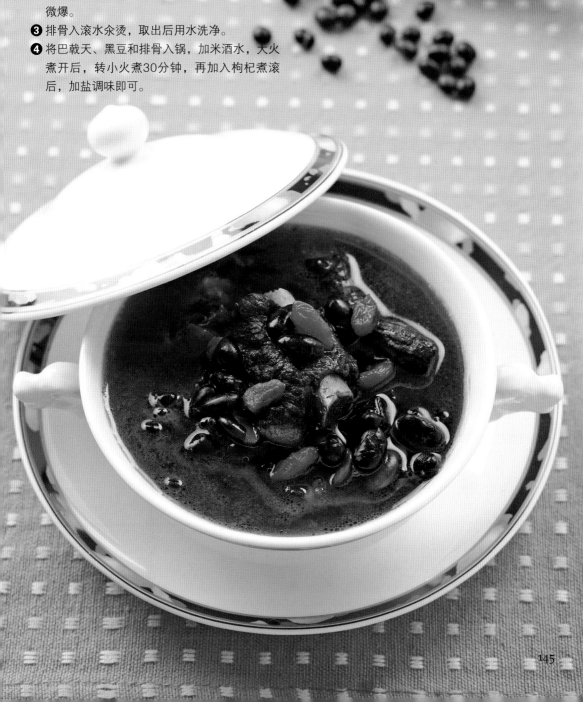

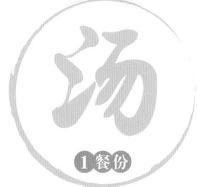

1餐份

25
茨实莲子排骨汤

【材料】 茨实50克、新鲜莲子100克、排骨200克。

【调味】 盐1/2小匙、米酒水5碗。

【做法】

❶ 茨实以清水洗净，浸泡1小时。

❷ 排骨入滚水汆烫，取出后用水洗净。

❸ 莲子以清水洗净。

❹ 将①②放入锅中加米酒水，大火煮开后，转小火煮40分钟。

❺ 将③加入，煮滚后转小火续煮15分钟，加盐调味即可。

26 百菇排骨汤

【材料】 菇类（香菇、金针菇、杏鲍菇、秀珍菇、蘑菇等）1大碗、排骨200克、姜1小块。

【调味】 盐1/2小匙、米酒水4碗。

【做法】

❶ 排骨入滚水汆烫，取出后用水洗净。姜洗净切片。

❷ 所有菇类清洗干净，较大者切成小块。

❸ 将排骨放锅中加米酒水，大火煮开后，转小火煮25分钟。

❹ 将②和姜片加入，大火煮开后，转小火煮5分钟，加盐调味即可。

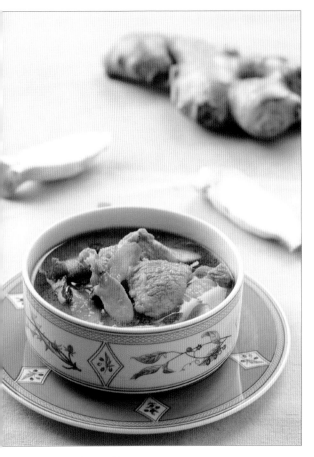

24 麻油猪菲力汤

【材料】 猪颈肉100克、老姜1块、杏鲍菇2朵。

【调味】 麻油2大匙、米酒2大匙、米酒水2碗。

【做法】

❶ 老姜洗净切片。杏鲍菇洗净切片。猪颈肉切片。

❷ 锅热入麻油，放入姜片，用小火把姜爆黑。

❸ 转大火，放入猪颈肉拌炒至微香。

❹ 加入杏鲍菇、米酒和米酒水，大火煮开后，改以小火煮10分钟即可。

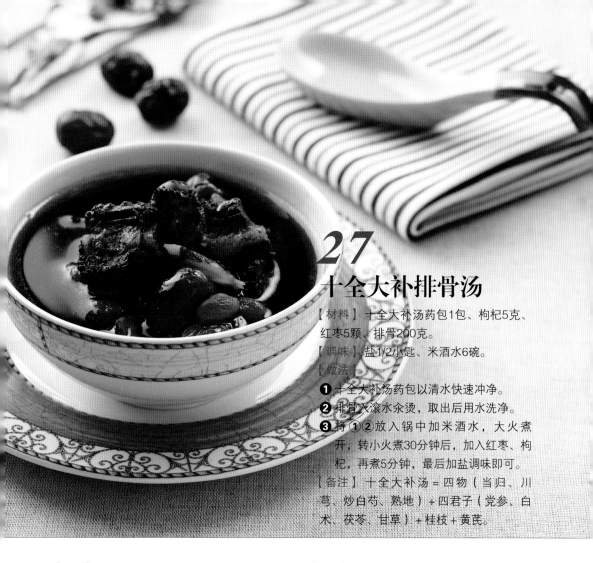

27
十全大补排骨汤

【材料】 十全大补汤药包1包、枸杞5克、红枣5颗、排骨200克。

【调味】 盐1/2小匙、米酒水6碗。

【做法】

❶ 十全大补汤药包以清水快速冲净。

❷ 排骨入滚水汆烫，取出后用水洗净。

❸ 将❶❷放入锅中加米酒水，大火煮开，转小火煮30分钟后，加入红枣、枸杞，再煮5分钟，最后加盐调味即可。

【备注】 十全大补汤＝四物（当归、川芎、炒白芍、熟地）＋四君子（党参、白术、茯苓、甘草）＋桂枝＋黄芪。

28
首乌杜仲排骨汤

【材料】 何首乌15克、杜仲10克、黑枣3颗、猪肋排200克。

【调味】 盐1/2小匙、米酒水4碗。

【做法】

❶ 何首乌、杜仲和黑枣以清水快速冲净。

❷ 猪肋排入滚水汆烫，取出后用水洗净。

❸ 将❶❷放入锅中加米酒水，大火煮开后，转小火煮25分钟，加盐调味即可。

29
首乌黑枣香菇排骨汤

【材料】 何首乌10克、黑枣3颗、干香菇5朵、排骨200克。

【调味】 盐1/2小匙、米酒水5碗。

【做法】

❶ 何首乌、黑枣以清水快速冲净。

❷ 干香菇以清水泡软，去蒂头。

❸ 排骨入滚水汆烫，取出后用水洗净。

❹ 将❶❷❸放入锅中加米酒水，大火煮开后，转小火煮25分钟，加盐调味即可。

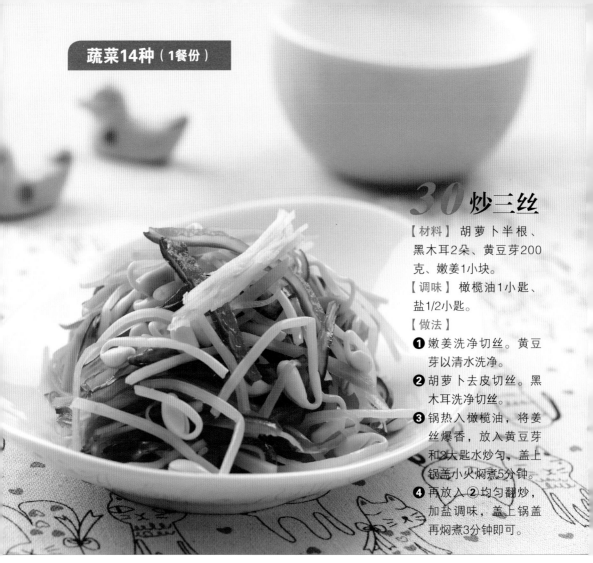

30 炒三丝

【材料】 胡萝卜半根、黑木耳2朵、黄豆芽200克、嫩姜1小块。

【调味】 橄榄油1小匙、盐1/2小匙。

【做法】

❶ 嫩姜洗净切丝。黄豆芽以清水洗净。

❷ 胡萝卜去皮切丝。黑木耳洗净切丝。

❸ 锅热入橄榄油，将姜丝爆香，放入黄豆芽和2大匙水炒匀，盖上锅盖小火焖煮5分钟。

❹ 再放入❷均匀翻炒，加盐调味，盖上锅盖再焖煮3分钟即可。

31 炒高丽菜（麻油炒高丽菜）

【材料】 高丽菜1/4颗、嫩姜1小块。

【调味】 盐1/2小匙、橄榄油1小匙。

【做法】

❶ 姜洗净切丝。高丽菜洗净切成小块。

❷ 锅热入橄榄油，将姜丝爆香，再放入高丽菜翻炒。

❸ 加1大匙水，盖上锅盖焖煮3分钟，加盐调味即可。

【备注】 将橄榄油换成麻油，即成为第3~4周A餐·晚餐之"麻油炒高丽菜"。

32 炒油菜

【材料】 油菜200克、嫩姜1小块。

【调味】 盐1/2小匙、橄榄油1小匙。

【做法】

❶ 姜洗净切丝。油菜剥嫩叶去粗梗，洗净切成小段。

❷ 锅热入橄榄油，将姜丝爆香，再放入油菜翻炒。

❸ 加2小匙水，盖上锅盖焖煮2分钟，加盐调味即可。

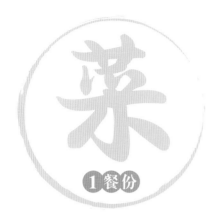

1餐份

33 炒青江菜

【材料】 青江菜200克、嫩姜1小块。

【调味】 盐1/2小匙、橄榄油1小匙。

【做法】

❶ 姜洗净切丝。青江菜洗净切成寸段。

❷ 锅热入橄榄油,将姜丝爆香,再放入青江菜翻炒。

❸ 加2小匙水、加盐调味,盖上锅盖焖煮2分钟即可。

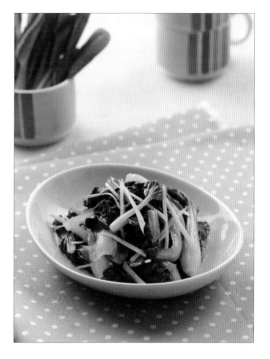

34 茶油炒红凤菜(麻油炒红凤菜)

【材料】 红凤菜200克、嫩姜1小块。

【调味】 茶油1小匙、盐1/2小匙。

【做法】

❶ 姜洗净切丝。红凤菜剥嫩叶去粗梗,洗净切成小段。

❷ 锅热入茶油,将姜丝爆香,再放入红凤菜翻炒。

❸ 加1大匙水,盖上锅盖焖煮3分钟,加盐调味即可。

【备注】 将茶油换成麻油,即成为第3~4周C餐·早餐之"麻油炒红凤菜"。

35 炒青花椰菜(炒白花椰菜)

【材料】 青花椰菜半株。

【调味】 橄榄油1小匙、盐1/2小匙。

【做法】

❶ 青花椰菜剥成小朵,以清水洗净。

❷ 锅热入橄榄油,再放入青花椰菜翻炒。

❸ 加2大匙水,盖上锅盖焖煮3分钟,加盐调味即可。

【备注】 将青花椰菜换成白花椰菜,即成为第1周C餐·晚餐之"炒白花椰菜"。

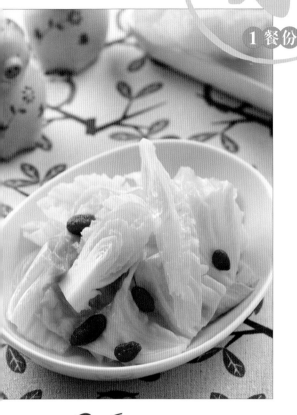

37 姜丝炒菠菜（大蒜炒菠菜）

【材料】 菠菜200克、嫩姜1小块。

【调味】 橄榄油1小匙、盐1/2小匙。

【做法】

❶ 姜洗净切丝。菠菜洗净切成小段。

❷ 锅热入橄榄油，将姜丝爆香，再放入菠菜翻炒。

❸ 加2小匙水，盖上锅盖焖煮2分钟，加盐调味即可。

【备注】 将嫩姜换成大蒜，即成为第2周C餐·早餐之"大蒜炒菠菜"。

38 姜丝炒高丽菜

【材料】 小型高丽菜1/4棵、姜1小块。

【调味】 橄榄油1小匙、盐1/2小匙。

【做法】

❶ 姜洗净切细丝。高丽菜洗净切成小块。

❷ 锅热入橄榄油，将姜丝爆香，再放入高丽菜翻炒。

❸ 加1大匙水，加盐调味，盖上锅盖焖煮3分钟即可。

36 枸杞炒高丽菜苗

【材料】 高丽菜苗200克、嫩姜1小块、枸杞1小匙。

【调味】 橄榄油1小匙、盐1/2小匙。

【做法】

❶ 姜洗净切丝。高丽菜苗洗净，每株切成4小块。枸杞洗净。

❷ 锅热入橄榄油，将姜丝爆香，再放入高丽菜苗翻炒。

❸ 放入枸杞加1大匙水，盖上锅盖焖煮3分钟，加盐调味即可。

39 醋拌藕片

【材料】 莲藕1节。

【调味】 盐1/2小匙、白醋2小匙。

【做法】

❶ 将莲藕洗净切薄片，入滚水氽烫，取出后沥干放凉。

❷ 将白醋、盐与❶拌匀即可。

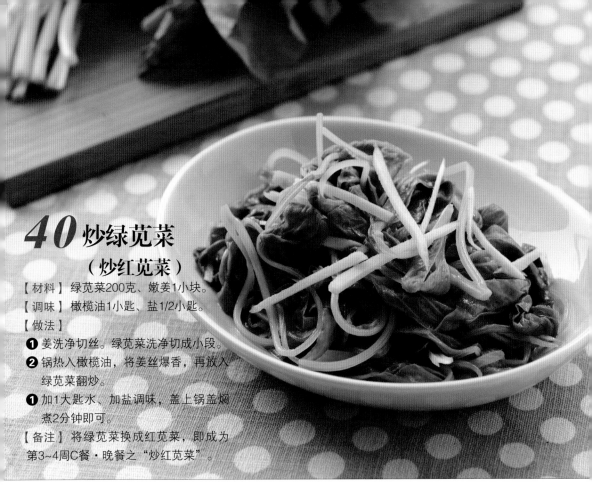

40 炒绿苋菜
（炒红苋菜）

【材料】 绿苋菜200克、嫩姜1小块。

【调味】 橄榄油1小匙、盐1/2小匙。

【做法】

❶ 姜洗净切丝。绿苋菜洗净切成小段。

❷ 锅热入橄榄油，将姜丝爆香，再放入绿苋菜翻炒。

❸ 加1大匙水、加盐调味，盖上锅盖焖煮2分钟即可。

【备注】 将绿苋菜换成红苋菜，即成为第3~4周C餐·晚餐之"炒红苋菜"。

41
枸杞炒杏鲍菇

【材料】 杏鲍菇200克、枸杞1小匙。

【调味】 橄榄油1小匙、盐1/2小匙。

【做法】

❶ 枸杞以清水快速冲净。杏鲍菇洗净滚刀切小块。

❷ 锅热入橄榄油，再放入杏鲍菇翻炒。

❸ 放入枸杞，加1大匙水，盖上锅盖焖煮3分钟，加盐调味即可。

42
麻油炒川七

【材料】 川七200克、枸杞1小匙、嫩姜1小块。

【调味】 盐1/2小匙、麻油1小匙。

【做法】

❶ 姜洗净切丝。川七洗净切成小段。枸杞洗净。

❷ 锅热入麻油，将姜丝爆香，再放入川七翻炒。

❸ 放入枸杞，加2小匙水，盖上锅盖焖煮2分钟，加盐调味即可。

43
姜丝烧南瓜

【材料】 南瓜200克、嫩姜1小块。

【调味】 橄榄油1小匙、盐1/2小匙。

【做法】

❶ 南瓜去籽不去皮，切成小块。姜洗净切丝。

❷ 锅热入橄榄油，将姜丝爆香，再放入南瓜块翻炒。

❸ 加半碗水，盖上锅盖焖煮5分钟，加盐调味即可。

44 茄汁肉片

【材料】梅花肉片100克。

【调味】橄榄油1小匙、盐1/2小匙、番茄酱2小匙。

【做法】

❶ 锅热入橄榄油，放入梅花肉片煸出油。

❷ 加入调味料和2大匙水翻炒，大火开后，转小火盖上锅盖焖煮5分钟，待肉片熟即可。

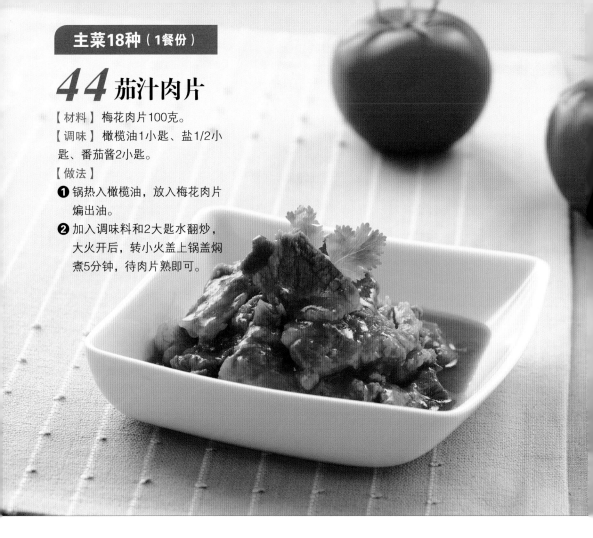

45 梅汁排骨

【材料】猪小排200克、梅子8颗。

【调味】糖1小匙、白醋3大匙、酱油1小匙。

【做法】

❶ 将猪小排、白醋、酱油倒入炒锅加半碗水，大火煮开后，转小火卤15分钟。

❷ 待猪小排软烂，加入梅子和糖，小火续煮3分钟即可。

【备注】手边若有梅汁，可用来取代白醋。

46 红糖肉片

【材料】梅花肉片100克、姜1小块。

【调味】橄榄油1小匙、砂糖1小匙、酱油1/2大匙、红糟酱1大匙。

【做法】

❶ 姜洗净后拍碎，切成姜末。

❷ 锅热入橄榄油，将姜末爆香，再放入红糟酱，以小火炒香。

❸ 放入梅花肉片、酱油、砂糖一起拌炒，加2大匙水，盖上锅盖焖煮5分钟，确定肉片熟透即可。

47 白切猪菲力

【材料】 猪颈肉100克、姜1小块。

【调味】 酱油1小匙。

【做法】

❶ 姜洗净切丝。

❷ 将猪颈肉放入盘中,铺上姜丝,放入电饭锅蒸,外锅加1杯水。

❸ 开关跳起,取出肉切成薄片,淋上酱油即可。

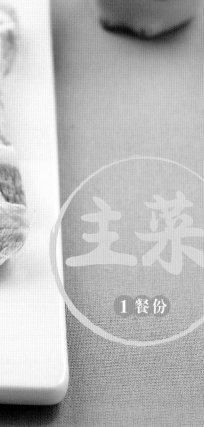

主菜

1 餐份

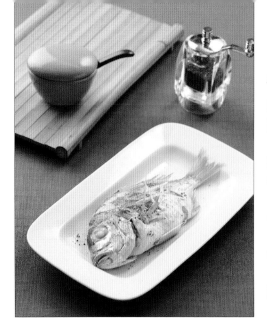

48 椒盐蒸赤鯮

【材料】 赤鯮1尾、姜1小块、葱1支。

【调味】 盐1/2小匙、黑胡椒粉1/2小匙、米酒水1小匙。

【做法】

❶ 姜和葱洗净切丝。赤鯮去鳞、去鳃、洗净。用刀子在鱼背上斜划2刀。

❷ 将赤鯮放入盘中，铺上姜丝和葱丝，淋上米酒水。

❸ 放入电饭锅蒸，外锅放半杯水，开关跳起后取出，撒上黑胡椒粉及盐即可食用。

【备注】 电饭锅可换成炒锅，下置蒸盘，放2碗水，大火滚开后转小火蒸5分钟。

49 清蒸鲷鱼片

【材料】 鲷鱼1小块（掌心大小）、姜1小块、青葱1支。

【调味】 盐1/2小匙、米酒水1小匙。

【做法】

❶ 姜洗净切丝。葱洗净切段。

❷ 将盐均匀抹在鲷鱼上，放入盘中，铺上姜丝、葱段，淋上米酒水。

❸ 放入电饭锅蒸，外锅放半杯水，开关跳起即可。

50 卤小排

【材料】 猪小排200克、大蒜10颗、青葱2支。

【调味】 盐2小匙、糖1小匙、酱油2大匙。

【做法】

❶ 大蒜剥皮。葱洗净切段。

❷ 将所有材料和调味料放锅中加半碗水，大火煮开后，转小火卤25分钟。

❸ 待猪小排熟透，大火收汁即可。

51 红烧旗鱼

【材料】 旗鱼肚（掌心大小）、姜1小块。

【调味】 橄榄油1小匙、盐1/2小匙、糖1/2小匙、酱油1小匙。

【做法】

❶ 姜洗净切丝。旗鱼肚洗净切片。

❷ 锅热入橄榄油，将姜丝爆香，再放入旗鱼肚片。

❸ 将所有调味料加入，加2大匙水，盖上锅盖焖煮5分钟，确定鱼片熟透即可。

52 姜丝肉片

【材料】 梅花肉片100克、姜1小块。

【调味】 橄榄油1小匙、盐1/2小匙、糖1/2小匙、酱油1小匙。

【做法】

❶ 姜洗净切丝。

❷ 锅热入橄榄油，放入梅花肉片煸出油。

❸ 放入①翻炒，再加入其他调味料及2大匙水，盖上锅盖焖煮5分钟，肉片熟透即可。

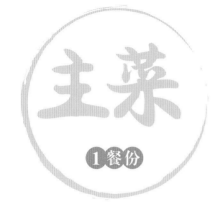

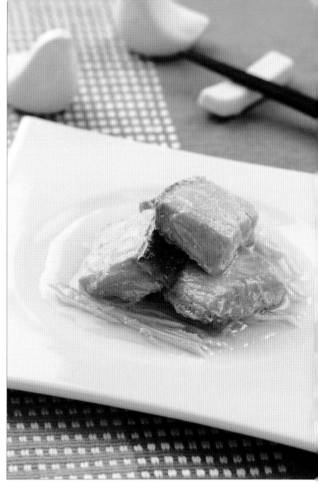

53 清蒸鲑鱼

【材料】 鲑鱼1小块（掌心大小）、姜1小块、葱1小段。

【调味】 盐1/2小匙、米酒水1小匙。

【做法】

❶ 姜洗净切丝。鲑鱼洗净切片。葱洗净去头、须切细丝。

❷ 将盐均匀抹在鲑鱼上，放入盘中，铺上姜丝、葱丝，淋上米酒水。

❸ 放入电饭锅蒸，外锅加半杯水，开关跳起即可。

54 清蒸鳕鱼

【材料】 鳕鱼1小块（掌心大小）、姜1小块、青葱1支。

【调味】 盐1/2小匙、米酒水1小匙。

【做法】

❶ 姜洗净后拍碎，切成姜末。

❷ 青葱洗净，切成葱花。

❸ 将盐均匀抹在鳕鱼上，放入盘中，铺上姜末、葱花，淋上米酒水。

❹ 放入电饭锅蒸，外锅放半杯水，开关跳起即可。

55 煎味噌鱼

【材料】 马鲛鱼片200克、味噌1/2大匙。

【调味】 橄榄油1小匙、糖1/2小匙、米酒水1匙。

【做法】

❶ 味噌、糖加1匙米酒水拌匀。

❷ 将鱼片放入①中抹匀，腌20分钟。

❸ 取出鱼片，将味噌尽量擦拭掉。

❹ 锅热入橄榄油，放入鱼片以小火煎至双面金黄色即可。

【备注】 马鲛鱼片因外层仍有味噌，煎的时候很容易烧焦，请以小火慢煎。

56
洋葱鸡柳

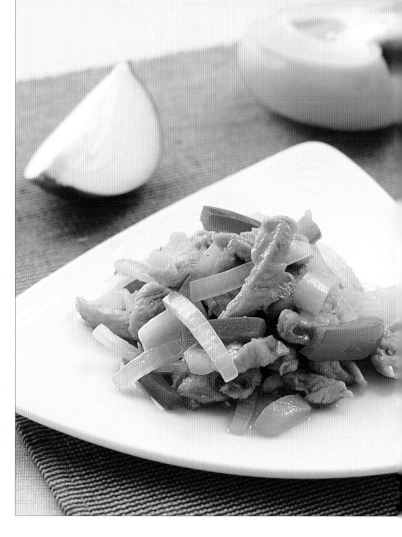

【材料】 鸡胸肉200克、洋葱1/4个、红椒1/8个、黄椒1/8个。

【调味】 橄榄油1小匙、盐1/2小匙、酱油1/2小匙、淀粉1/2小匙。

【做法】

❶ 鸡胸肉顺着纹路切丝，加入酱油和淀粉拌匀，腌5分钟。

❷ 洋葱去皮切细丝。红椒、黄椒洗净切细丝。

❸ 锅热入橄榄油，放入鸡柳翻炒，再放入洋葱爆香。

❹ 加2大匙水及红椒丝、黄椒丝，炒约3分钟，待鸡肉熟透即可。

57 椒盐猪排

【材料】 猪排1片。

【调味】 盐1/2小匙、黑胡椒粉少许。

【做法】

❶ 猪排放入锅中，以小火干煎至金黄色，盛盘。

❷ 将黑胡椒粉与盐和匀，撒在猪排上即可。

58 红糟鸡

【材料】 鸡腿1个、姜1块。

【调味】 橄榄油1小匙、砂糖1/2大匙、酱油1大匙、红糟酱2大匙。

【做法】

❶ 鸡腿洗净、切小块。

❷ 姜洗净后拍碎，切成姜末。

❸ 热锅入橄榄油，将姜末爆香，再放入红糟酱，以小火炒香。

❹ 放入鸡腿、其他调味料，加3大匙水炒匀，盖上锅盖焖煮15分钟，确定鸡肉熟透即可。

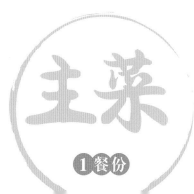

主菜

1餐份

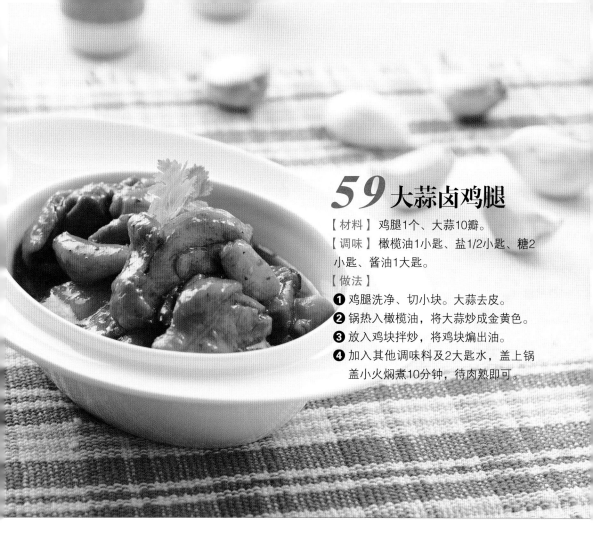

59 大蒜卤鸡腿

【材料】 鸡腿1个、大蒜10瓣。

【调味】 橄榄油1小匙、盐1/2小匙、糖2小匙、酱油1大匙。

【做法】

❶ 鸡腿洗净、切小块。大蒜去皮。

❷ 锅热入橄榄油，将大蒜炒成金黄色。

❸ 放入鸡块拌炒，将鸡块煸出油。

❹ 加入其他调味料及2大匙水，盖上锅盖小火焖煮10分钟，待肉熟即可。

60 黄花菜黑木耳烧鸡丁

【材料】 干黄花菜50克、新鲜黑木耳2朵、鸡胸肉1/4块。

【调味】 盐1/2小匙、糖1/2小匙、酱油1大匙。

【做法】

❶ 干黄花菜去蒂，用手打结，清水快速冲净。

❷ 黑木耳洗净、切块。鸡胸肉洗净、顺纹路切丁。

❸ 将①②及调味料放入锅中加3大匙水，盖上锅盖焖煮10分钟，待肉熟即可。

61 栗子焖鸡

【材料】 新鲜栗子200克、鸡腿1个。

【调味】 橄榄油1小匙、盐1/2小匙、糖2小匙、酱油1大匙。

【做法】

❶ 鸡腿洗净、切块。

❷ 栗子入滚水汆烫，剥去薄膜。

❸ 将①②放入锅中加调味料及半碗水，小火焖煮15分钟，待肉熟即可。

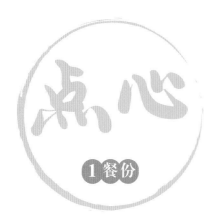

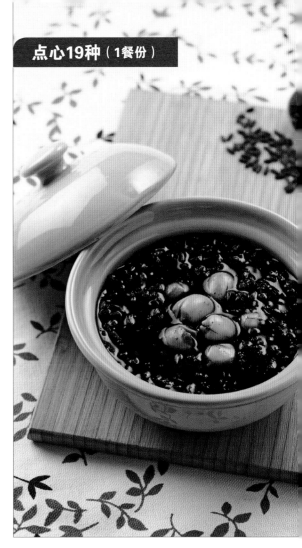

62 紫米莲子甜汤

【材料】紫米1杯、新鲜莲子100克。

【调味】冰糖1大匙。

【做法】

❶ 将紫米以清水淘净。莲子洗净。

❷ 将紫米放入锅中加3碗水，大火煮开后，
转小火煮20分钟。

❸ 放入莲子，以小火续煮20分钟，加冰糖
和匀即可。

63 银耳莲子红枣汤

【材料】干白木耳5克、鲜莲子5克、红枣5
颗。

【调味】冰糖2小匙。

【做法】

❶ 白木耳以冷水浸泡5分钟，洗净后捞起，
去蒂头，切成小块；再入水洗净，捞起。

❷ 莲子、红枣以清水快速冲净。

❸ 将①②放入锅中加3碗水，大火煮开后，
转小火煮20分钟，加冰糖和匀即可。

64 姜汁南瓜甜汤

【材料】南瓜200克、嫩姜1小块。

【调味】冰糖1小匙。

【做法】

❶ 嫩姜洗净，用刀拍碎。

❷ 南瓜洗净，削去外皮，切丁。

❸ 将①②放入锅中加3碗水，大火煮开后，
转小火煮10分钟，冰糖和匀即可。

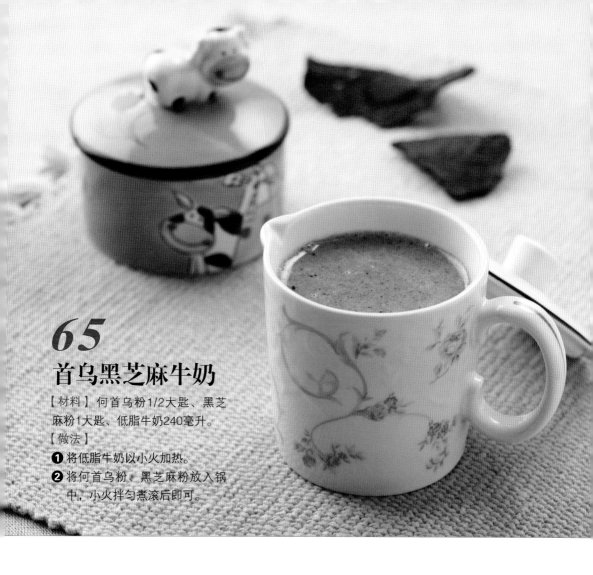

65
首乌黑芝麻牛奶

【材料】何首乌粉1/2大匙、黑芝麻粉1大匙、低脂牛奶240毫升。

【做法】

❶ 将低脂牛奶以小火加热。

❷ 将何首乌粉、黑芝麻粉放入锅中，小火拌匀煮滚后即可。

66 杏仁牛奶

【材料】杏仁粉2大匙、低脂牛奶240毫升。

【做法】

❶ 将低脂牛奶放入锅中以小火加热。

❷ 将杏仁粉放入①中，拌匀即可。

67 花生汤

【材料】去衣花生米200克。

【调味】冰糖1大匙。

【做法】

❶ 花生以清水洗净，加3碗水，放入电饭锅煮，外锅放2杯水。

❷ 开关跳起后，外锅加2杯水，再煮一次。

❸ 开关第2次跳起，趁热加冰糖和匀即可。

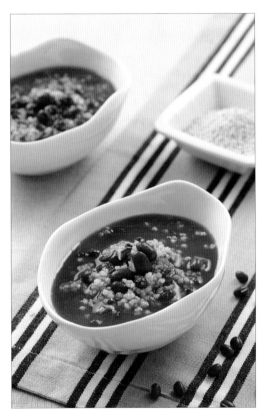

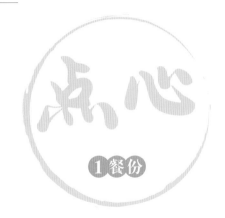

68 红豆小米甜汤

【材料】 红豆1杯、小米半杯。

【调味】 冰糖1大匙。

【做法】

❶ 红豆、小米分别洗净。

❷ 红豆放入锅中加3碗水，大火煮开后，转小火煮25分钟。

❸ 放入小米，以小火续煮15分钟，加冰糖和匀即可。

69 山药百合甜汤

【材料】 鲜山药100克、百合半朵、枸杞5克。

【调味】 冰糖1大匙。

【做法】

❶ 山药去皮切丁。百合剥瓣洗净。枸杞洗净。

❷ 将山药放入锅中加2碗水，大火煮开后，转小火煮5分钟。

❸ 续入百合和枸杞，大火煮2分钟，待百合呈透明状，再加冰糖和匀即可。

70 紫米桂圆甜汤

【材料】 紫米1杯、桂圆1大匙。

【调味】 冰糖2小匙。

【做法】

❶ 将紫米以清水淘净放入锅中，加3碗水，大火煮开后，转小火煮20分钟。

❷ 桂圆剥散入锅，以小火续煮5分钟，加冰糖和匀即可。

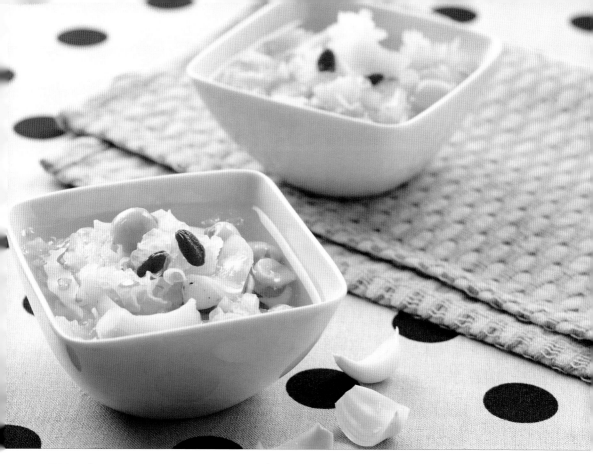

71
莲子百合枸杞甜汤

【材料】 干白木耳5克、百合1/4颗、鲜莲子100克、枸杞5克。

【调味】 冰糖1大匙。

【做法】

❶ 白木耳以冷水浸泡10分钟，洗净后捞起，去蒂头，切成小块。

❷ 百合剥瓣、洗净。莲子、枸杞清水洗净。

❸ 将白木耳、莲子放入锅中加3碗水，大火煮开后，转小火煮15分钟。

❹ 再放入百合、枸杞，煮沸后，加冰糖和匀即可。

72 杏仁五谷汁

【材料】 杏仁粉1大匙、五谷粉1小匙、低脂牛奶240毫升。

【做法】

❶ 将低脂牛奶放入锅中小火加热。

❷ 将杏仁粉和五谷粉放入①中，小火和匀、煮滚后即可。

73 姜汁桂圆红枣甜汤

【材料】 姜1小块、红枣10颗、桂圆1大匙。

【调味】 冰糖1小匙。

【做法】

❶ 嫩姜洗净，用刀拍碎。

❷ 红枣以清水快速冲净放入锅中，加2碗水，大火煮开后，转小火煮10分钟。

❸ 桂圆剥散，和①入锅大火煮开后，转小火煮5分钟，加冰糖和匀即可。

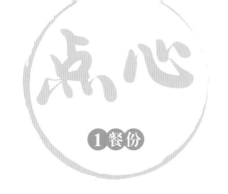

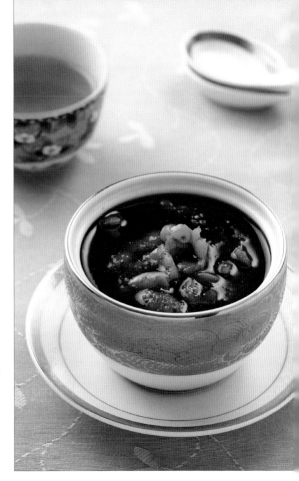

74 黑木耳桂圆甜汤

【材料】 黑木耳2朵、桂圆1大匙。

【调味】 冰糖1小匙。

【做法】

❶ 黑木耳洗净，放入果汁机，加2碗水，打碎。

❷ 将①倒入锅中，大火煮开后，转小火煮10分钟。

❸ 桂圆剥散，和冰糖一起入锅大火煮开后，转小火煮5分钟即可。

75 百合银耳甜汤

【材料】 白木耳5克、百合半朵、红枣5颗。

【调味】 冰糖1大匙。

【做法】

❶ 白木耳以水浸泡5分钟，洗净后捞起去蒂头。

❷ 红枣以清水快速冲净。

❸ 百合剥瓣洗净。

❹ 将①②放入锅中加3碗水，大火煮开后，转小火煮15分钟。

❺ 加入百合，续煮3分钟，待百合呈透明状，加冰糖和匀即可。

76 紫山药莲子甜汤

【材料】 紫山药100克、新鲜莲子100克。

【调味】 冰糖1大匙。

【做法】

❶ 莲子洗净。

❷ 紫山药去皮切丁。

❸ 将①放入锅中加3碗水，大火煮开后，转小火煮20分钟。

❹ 加入②，大火煮开后，转小火煮5分钟，再加冰糖和匀即可。

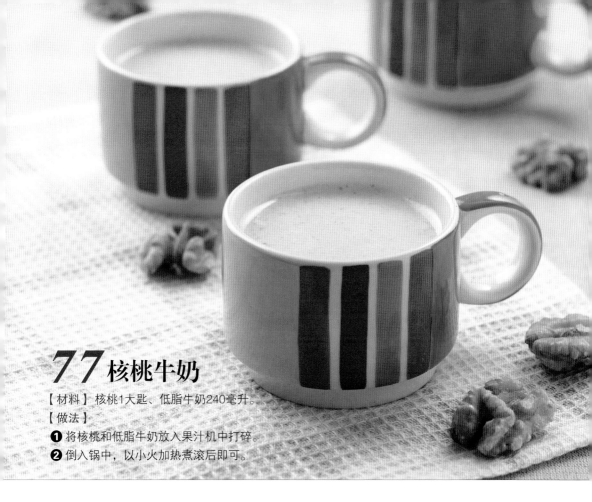

77 核桃牛奶

【材料】 核桃1大匙、低脂牛奶240毫升。

【做法】
❶ 将核桃和低脂牛奶放入果汁机中打碎。
❷ 倒入锅中，以小火加热煮滚后即可。

78
首乌芝麻糊

【材料】 何首乌粉1/2大匙、黑芝麻粉1大匙、低脂鲜奶240毫升。

【调味】 冰糖1小匙、淀粉1小匙。

【做法】
❶ 将鲜奶放入锅中以小火加热，淀粉加水和匀备用。
❷ 续入冰糖和匀，再加入何首乌粉、黑芝麻粉，煮滚后加入淀粉水，搅拌和匀即可。

79
酒酿蛋汤

【材料】 鸡蛋1个。

【调味】 酒酿2大匙、冰糖适量。

【做法】
❶ 锅中放入1碗半的水煮滚，加入酒酿和匀。
❷ 将鸡蛋打成蛋花，缓缓倒入①中，再加冰糖和匀即可。

【备注】 也可将鸡蛋直接入①之中，以蛋包形式煮熟。

80
黑芝麻牛奶

【材料】 黑芝麻粉1大匙、低脂牛奶240毫升。

【做法】
❶ 将低脂牛奶放入锅中以小火加热。
❷ 将黑芝麻粉放入①中，拌匀即可。

81 黄芪枸杞豆包汤

【材料】 菠菜1株、豆包100克、黄芪15克、枸杞10克。

【调味】 盐1/2小匙、米酒水4碗。

【做法】

❶ 黄芪、枸杞以清水快速冲净。豆包用水洗净切小块。菠菜洗净切小段。

❷ 黄芪和米酒水入锅，大火煮开后，转小火煮20分钟。

❸ 续入豆包、菠菜和枸杞，煮滚，加盐调味即可。

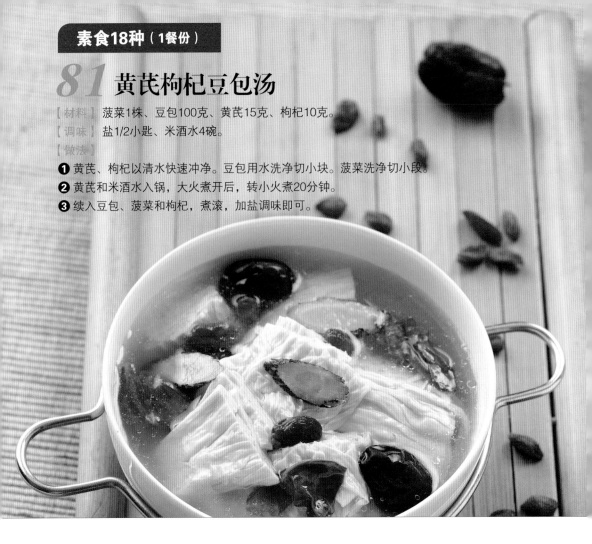

82 党参豆肠汤

【材料】 党参10克、枸杞5克、豆肠100克。

【调味】 盐1/2小匙、米酒水3碗。

【做法】

❶ 党参以清水快速冲净。豆肠用水洗净切小段。枸杞洗净。

❷ 将党参放入锅中加米酒水，大火煮开后，转小火煮20分钟。

❸ 续入豆肠段、枸杞煮滚，加盐调味即可。

83 豆皮山药枸杞汤

【材料】 新鲜山药100克、枸杞5克、豆皮100克。

【调味】 盐1/2小匙、米酒水2碗。

【做法】

❶ 山药去皮切丁。豆皮用水洗净切小块。枸杞洗净。

❷ 将山药放入锅中加米酒水，大火煮开后，转小火煮5分钟。

❸ 续入豆皮、枸杞煮滚，加盐调味即可。

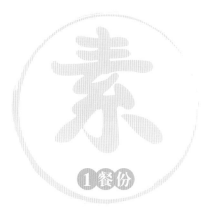

素

1 餐份

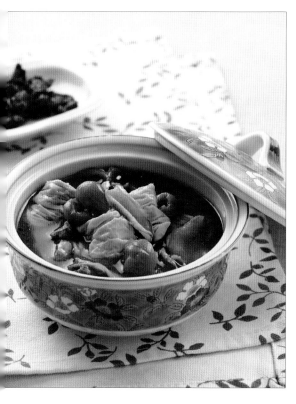

84 麻油面肠汤

【材料】 老姜1块、面肠150克、桂圆1大匙、枸杞5克。

【调味】 盐1/2小匙、麻油2大匙、米酒1大匙、米酒水2碗。

【做法】

❶ 面肠洗净，切块状。

❷ 老姜洗净切片。枸杞洗净。

❸ 锅热入麻油，放入姜片，用小火煮至姜变黑。

❹ 加入米酒、米酒水、面肠、桂圆和枸杞，大火煮开后，转小火煮5分钟，加盐调味即可。

85
竹笙枸杞油豆腐汤

【材料】 竹笙2条、枸杞5克、油豆腐5~6个、姜1小块。

【调味】 盐1/2小匙、米酒水4碗。

【做法】

❶ 竹笙泡软，去杂质、去蒂，剪成小段。

❷ 姜洗净切丝。油豆腐清水冲净、切成两半。

❸ 将①②放入锅中加米酒水，大火煮开后，转小火煮5分钟。

❹ 加入洗净的枸杞煮滚沸，加盐调味即可。

86
首乌杜仲牛蒡海带汤

【材料】 何首乌15克、杜仲10克、黑枣3颗、牛蒡1小段、海带结5~6个。

【调味】 盐1/2小匙、米酒水4碗。

【做法】

❶ 何首乌、杜仲和黑枣以清水快速冲净。

❷ 牛蒡去皮滚刀切块。海带结用水洗净。

❸ 将①②放入锅中加米酒水，大火煮开后，转小火煮20分钟，加盐调味即可。

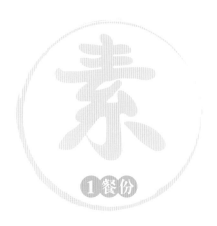

87 十全大补豆包汤

【材料】 十全大补汤药材包1包、枸杞5克、红枣5颗、豆包100克。

【调味】 盐1/2小匙、米酒水6碗。

【做法】

❶ 所有材料以清水快速冲净。豆包洗净后切小块。

❷ 十全大补汤药材包和米酒水入锅，大火煮开后，转小火煮25分钟。

❸ 去渣留汁，于锅中放入豆包块、红枣和枸杞，约煮5分钟后，加盐调味即可。

【备注】 十全大补汤 = 四物（当归、川芎、炒白芍、熟地）+ 四君子（党参、白术、茯苓、甘草）+ 桂枝 + 黄芪。

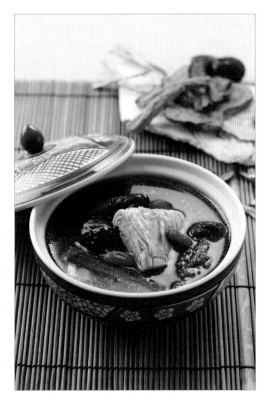

88 天麻腐皮汤

【材料】 天麻5克、枸杞5克、腐皮50克、姜1块。

【调味】 盐1/2小匙、米酒水4碗。

【做法】

❶ 枸杞以清水快速冲净。腐皮用水洗净。

❷ 天麻以清水快速冲净。姜洗净切丝。

❸ 将②入锅加米酒水，大火煮开后，转小火煮10分钟，直到天麻变透明。

❹ 放入①，大火煮开后，转小火煮3分钟，加盐调味即可。

89 麻油油豆腐汤

【材料】 油豆腐5～6个、老姜1块、杏鲍菇2朵。

【调味】 盐1/2小匙、麻油2大匙、米酒2大匙、米酒水2碗。

【做法】

❶ 老姜洗净切片。

❷ 杏鲍菇洗净切片。油豆腐清水冲净、切成两半。

❸ 锅热入麻油，放入姜片，用小火煮至姜变黑。

❹ 放入②、米酒和米酒水，大火煮开后，转小火煮15分钟，加盐调味即可。

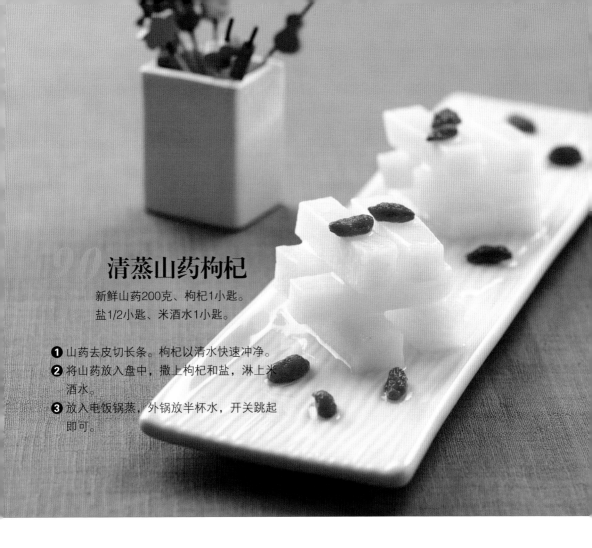

清蒸山药枸杞

新鲜山药200克、枸杞1小匙。
盐1/2小匙、米酒水1小匙。

❶ 山药去皮切长条。枸杞以清水快速冲净。
❷ 将山药放入盘中,撒上枸杞和盐,淋上米酒水。
❸ 放入电饭锅蒸,外锅放半杯水,开关跳起即可。

91 海带卤豆干

【材料】 豆干5~6个、海带结5~6个、胡萝卜1小段、姜1小块。
【调味】 盐1/2小匙、糖2小匙、酱油1大匙。
【做法】

❶ 豆干、海带结用水洗净。姜切细丝。胡萝卜削去外皮,切小块。
❷ 锅中放入所有材料和调味料,加半碗水煮,大火煮开后,转小火约煮15分钟即可。

92 红糖豆肠

【材料】 豆肠100克、姜1小块。
【调味】 橄榄油1小匙、砂糖1小匙、酱油1/2大匙、红糖酱1大匙。
【做法】

❶ 姜洗净后拍碎,切成姜末。
❷ 锅热入橄榄油,将姜末爆香,再放入红糖酱,以小火炒香。
❸ 放入豆肠、其他调味料及2大匙水,小火焖煮5分钟即可。

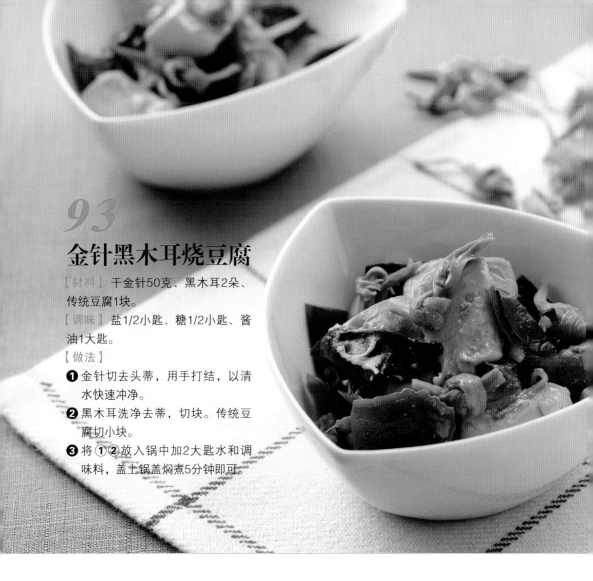

93 金针黑木耳烧豆腐

【材料】 干金针50克、黑木耳2朵、传统豆腐1块。

【调味】 盐1/2小匙、糖1/2小匙、酱油1大匙。

【做法】

❶ 金针切去头蒂，用手打结，以清水快速冲净。

❷ 黑木耳洗净去蒂，切块。传统豆腐切小块。

❸ 将❶❷放入锅中加2大匙水和调味料，盖上锅盖焖煮5分钟即可。

94 姜丝炒面肠

【材料】 面肠100克、嫩姜1小块。

【调味】 橄榄油1小匙、盐1/2小匙。

【做法】

❶ 姜洗净切丝。面肠用水洗净，斜切成小块。

❷ 锅热入橄榄油，将姜丝爆香，再放入面肠炒至微香。

❸ 加1大匙水及盐，焖煮3分钟即可。

95 茄汁干丝

【材料】 干丝50克。

【调味】 橄榄油1小匙、番茄酱2小匙。

【做法】

❶ 干丝用水冲净、切大段，沥干。

❷ 锅热入橄榄油，放入干丝炒至微香。

❸ 加入番茄酱和1大匙水翻炒，小火焖煮3分钟即可。

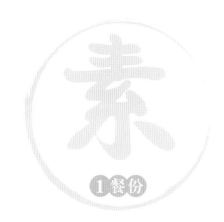

素

1餐份

96 栗子焖海带豆干

【材料】 新鲜栗子5～6个、小豆干5～6个、海带结5～6个。

【调味】 橄榄油1小匙、盐1/2小匙、糖2小匙、酱油1大匙。

【做法】

❶ 栗子、小豆干、海带结用水冲净。

❷ 将①放入锅中加半碗水及调味料，大火煮开，转小火焖煮15分钟即可。

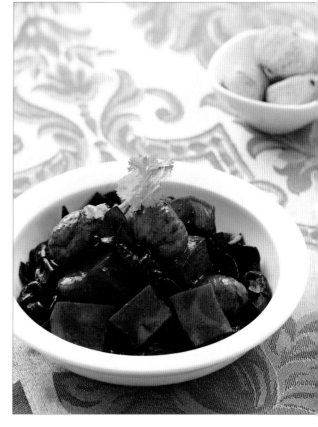

97 椒盐素排

【材料】 素排1片。

【调味】 盐1/4小匙、白胡椒粉少许。

【做法】

❶ 素排放入锅中，以小火干煎。

❷ 将白胡椒粉和盐和匀，撒在素排上即可。

【备注】 素排若已调味，白胡椒粉和盐可省略。

98 姜丝炒黄豆芽

【材料】 黄豆芽200克、嫩姜1小块。

【调味】 橄榄油1小匙、盐1/2小匙。

【做法】

❶ 黄豆芽以清水洗净，沥干。姜洗净切丝。

❷ 锅热入橄榄油，将姜丝爆香，放入黄豆芽翻炒。

❸ 加3大匙水及盐，小火焖煮10分钟即可。

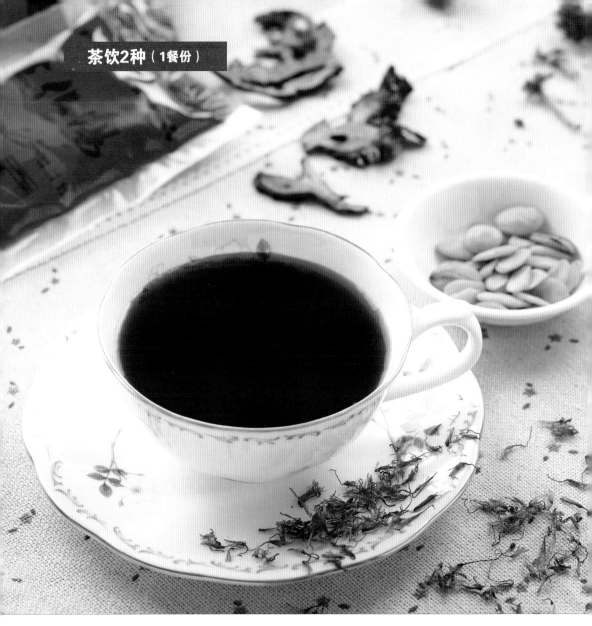

99 生化汤

【材料】 当归15克、炮姜10克、炒荆芥5克、桑寄生15克、川芎10克、山楂2.5克、炙甘草5克、桃仁10克、红花10克、牛七2.5克、益母草15克、杜仲15克。

【做法】

❶ 所有药材以清水快速冲净。

❷ 将①放入锅中加6碗水，大火煮开后，转小火煮20分钟，去渣留汁即可。

【备注】 自然产第4天开始喝，连喝7天；剖腹产第8天开始喝，连喝5天。

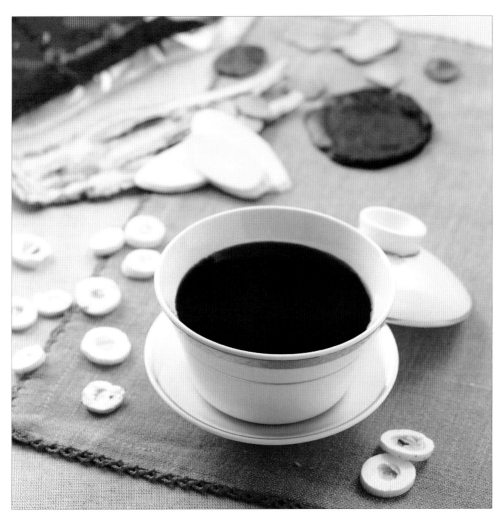

*100*哺乳茶

【材料】党参50克、熟地25克、白芍25克、黄芪25克、山药25克、王不留行籽25克、川芎10克、通草5克、当归25克。

【做法】

❶ 所有药材以清水快速冲净。

❷ 将①放入锅中加6碗水，大火煮开后，转小火煮20分钟，去渣留汁即可。

【备注】坐月子、哺乳期间皆宜。

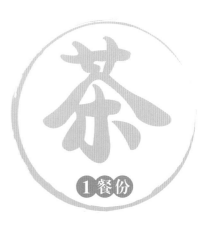

茶

❶餐份

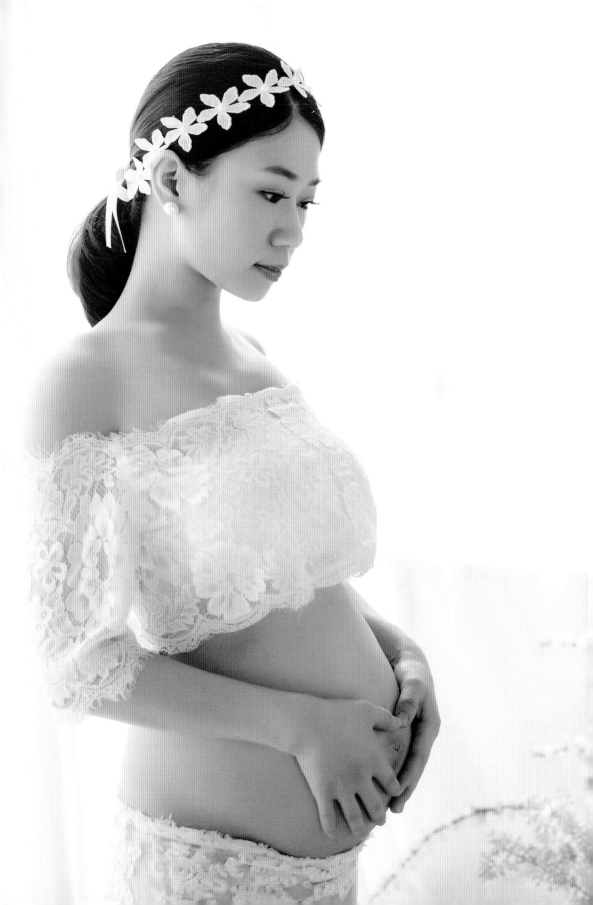

第5章

PART
❺

坐完月子后的8周，减重甩脂效果最好，务必把握！

经过月子阶段的调养，只要补养得宜、遵守禁忌，

产后第2、3个月不仅脏腑可恢复原位，器官机能也能得到修复。

别以为升格做了妈妈，美丽就跟自己绝缘，

为了健康、体力和自信，请把握产后的黄金时机瘦身，

产后5~12周的目标即为"循序渐进持续瘦"——

通过饮食计划和运动，甩掉孕期增加的体重，

重拾窈窕身材并强健身体。

一、黄金8周，对付游离脂肪正是时候！

产后第5～12周，这8周是瘦身黄金期，减重的效果最为出色！要以一句话来提醒本阶段的妈妈，即"事在人为"。即使上班，也要设法把握好"减重"和"母乳喂养"这两件事。

四大理由，让你非瘦不可！

产后第1个月是坐月子阶段，不建议在那时减肥的主要原因是，刚生产过的身体亟待重建，需要大量的营养和休息以修复机能。

等到**产后第2、3个月**，生理状态已大致恢复，体力也比月子期理想，**因为荷尔蒙的关系，加上满月后身体机能修复，新陈代谢随之提高，血液和淋巴循环加快，此时成为一生当中减肥最具效果的阶段，称为"黄金8周"**。有四大理由支持妈妈把握这个时机减重：

❶伤口愈合，减少减肥阻碍

无论自然产的会阴伤口，还是剖腹产的下腹伤口，在坐完月子后几乎都愈合了。有些妈妈如果担心伤口开裂，也可等产后回诊，妇产科医师检查、确认恢复良好后，再开始进行适当的运动！

❷脂肪松散，正好适合减肥

虽然怀孕期间增加不少体重，腰围、臀围也变大了，**但产后3个月内，身体里的脂肪细胞还很松散，尚未形成脂肪团**，这时正是减肥的大好时机，只要有心、积极运动就做得到。如果胖久了，脂肪堆积、变形且纤维化，想要瘦身，难度就更大了。

❸ 肌肤松垮，一并同时解决

从胖到瘦，要对抗的可不只赘肉，还有瘦下来之后的肌肤松弛问题。幸好孕期肥胖的时间不算太久，赶紧减重还有机会让肌肤恢复弹性，即使瘦下来也不至松垮难看，仍有机会恢复窈窕身材。如果拖久了，被撑大的皮肤回不去了，松弛的状况便难以改善。

❹ 利用哺乳，加强消耗热量

多数妈妈此时哺乳得越来越顺手，乳腺通畅，乳量充沛，就此断奶岂不可惜？不管是完全母乳喂养，还是配方奶搭配母乳，都胜过放弃母乳喂养。况且，母乳喂养会消耗很多热量，这对想恢复身材的妈妈而言，是一大幸事。

必须要特别强调的是，每位妈妈的身体状况不同，怀孕期间增加的体重数也不一样。倘若你在产后第2、3个月里，未能达到本书所设定的减重目标，请无须沮丧或自暴自弃，只要你有良好的新陈代谢，并确实往越来越瘦的方向前进，持之以恒，假以时日，一定会达标！

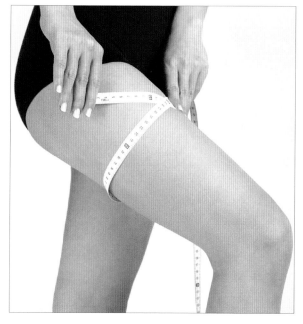

二、产后第2、3个月，制订健康瘦身目标！

怀孕和生产对母体的消耗很大，所以一定要好好坐月子；月子坐得好，身体状况得以提升，连原本不佳的体质都可能改善。如果怀孕期间曾出现妊娠高血压、妊娠糖尿病、水肿，在产后第 1 个月结束时，状态应已恢复正常。在产后第 2、3 个月，妈妈应保持警觉，检视并确认上述问题是否已经消失，了解自己的身体状况是否良好，再进一步减掉怀孕期间增加的重量，避免产后肥胖。

重新检视，确认自己的健康状况！

怀孕后期最常出现的血压、血糖、蛋白尿问题，在宝宝出生后，警报应该解除，但不可否认，有些妈妈因遗传、作息或不明的原因，会从**妊娠高血压转变为高血压患者，或是血糖从此偏高**，如果细心，这些迹象在产后第 2、3 个月便能察觉。本阶段不仅要重视宝宝的发展，更请妈妈关心自身的状态，在不失健康、持续哺乳的情况下，认真减重。

❶ 这10种症状，现在应该消失

产后第 2、3 个月，下列 10 种症状理应消失，请定期检视自己的状态。

1. 恶露迟迟不结束，不时出现下腹疼痛。
2. 依然水肿，小腿和眼皮尤其严重。
3. 疲惫不堪，觉得育儿和哺乳是重大负担。
4. 常头晕目眩，走着走着忽然腿软。
5. 手脚冰冷，穿再多都无法温暖。
6. 不断流汗，汗水尝起来却不咸。

7. 食欲不振，伴随着胀气、便秘或腹泻问题。

8. 经常头痛、眼睛酸涩，测量血压超过130/85mmHg。

9. 失眠，经常精神恍惚或记忆力变很差。

10. 尿频，夜晚甚至必须起来上厕所2次以上，或是排尿时有异状感。

当已改善作息，确认营养充足并得到充分休息，而上述症状仍无法消失时，请向医师求助。

❷子宫已归位，月经重新报到

子宫原本只比鸡蛋大一点儿，怀孕后期却撑到容下一个宝宝，真的非常辛苦，而产后的按摩和绑束腹带，都是为了帮助它收缩，恢复原本的尺寸，并回到骨盆腔底部。**在产后6周左右，子宫应该恢复到原有大小和位置**，这是妈妈产后回诊的检查项目之一。

至于月经，如果**没喂食宝宝母乳，在产后第2个月结束之前，通常月经已来报到**。但如果母乳喂养，状态差异会很大，多数人在第4~6个月之间才来月经，少数人在第6~8周月经才来潮，也有人直到宝宝快周岁了，月经才重新出现。

❸同时哺乳、瘦身，但乳汁不能少

哺乳和瘦身能并行吗？答案是肯定的！但产后第2、3个月的减重计划，必须在不影响健康、不影响哺乳的情况下进行，我们的目标是瘦得健康，同时乳汁分泌不减少！产后第1个月要坐月子，第2、3个月仍应秉持坐月子的原则，在饮食计划上更精进，必须吃得更聪明。**产后哺乳期的饮食，除了提供足量的蛋白质、钙质和铁质，还要减少热量摄取，并借由运动达到健身、塑身和减重的目的。**

❹算出理想体重，才能逐步减重

在足月生产的状况下，宝宝重量为3~4千克，以3.2千克为例，加上胎盘约0.6千克，羊水约0.7千克，3.2＋0.6＋0.7＝4.5千克，一生产完立刻量体重，就会少掉这个重量。

假设A妈妈在怀孕期间共增加10千克，10-4.5＝5.5千克，这就是要努力减重的目标。假设B妈妈共胖了14千克，14-4.5＝9.5千克，她的减重之路就比A妈妈辛苦些。

多余的体重请尽量在黄金8周来减除。A妈妈可设定产后第5～8周减掉3千克，第9～12周再减3千克，第3个月结束时，已恢复怀孕前的体重。至于B妈妈可设定产后第5～8周减掉3～4千克，第9～12周再减3～4千克，第4个月继续执行，多花一点儿时间减重。

每个人体质不同，如果是**不易减重的体质，请以每4周减2～3千克为目标**。**在第3个月结束时，如果尚未达成目标**，请将瘦身期继续延长，设法在产后6个月内完成。

⑤寒凉类的饮食，最好还是避免

产后第2个月起，**生冷寒凉食物依然不宜吃。水果虽能提供一些纤维质，但糖分高，不宜多吃**，否则很难瘦下来。此外，如果爱吃面食，请在早餐吃，午、晚餐不宜，因为时间越晚活动量越小，多余的糖容易转化成脂肪，使你越来越胖。本阶段可大量运动，也能喝水了，但也不要猛灌，一天里的汤汤水水加起来喝2000毫升即可。

继第1个月改善体质，本阶段轮到检视体况，若还不够理想，请坚持规律正常的作息，从饮食内容来调整，直到问题被改善。

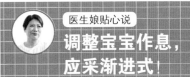

调整宝宝作息，应采渐进式！

育儿非常辛苦，坐月子还有帮手，到第2、3个月，照顾宝宝的任务将交还给妈妈。有些宝宝晚上哭闹，白天睡觉，妈妈被折腾得很累，也就跟着睡，大人、小孩的生物钟都乱了，这会影响宝宝的成长速度，妈妈的新陈代谢也会变差，使瘦身变得困难重重。建议妈妈坚持一下，渐进式帮宝宝调整作息，直到每晚母婴都能好好休息，这才是最佳状态。

产后第5～8周

➡ 改善循环，以瘦3千克为目标！

妇产科医生会要求妈妈产后5周后回院做产后检查，或也有医师将产后回诊和新生儿门诊检查约在同一天，减少妈妈跑医院的次数，另外，有些医师会顺便做抹片检查……关于这些细节，出院前请和你的医师讨论，关于夫妻行房，待医师检查后，确认伤口没问题了再进行。另外，提醒：**剖腹产伤口请连续6个月使用美容胶带，疤痕会恢复得较美观**。

● 打通四肢经脉，促进代谢、加快减重

有些妈妈满月后才从月子中心返家，开始亲自照顾宝宝，辛苦操劳会使体重直线下降。多数妈妈在家育儿已累积心得，加上母乳喂养，平均每哺喂850毫升的母乳会消耗650大卡，所以瘦得特别快，随着宝宝长大，哺喂的乳汁越来越多，消耗的热量也越可观。

现代人普遍晚婚、晚育，高龄产妇越来越多，年龄越大，代谢越差。年轻孕妇大都胖在腰、腹、臀，对四肢影响不大，但年龄较大的孕妇因为代谢差，状况变得较复杂，除了腰、腹、臀，四肢也可能变粗；如果手臂或腿部变胖很多，**很有可能是足经脉不通的警讯，必须设法改善循环**，否则累积在**体内的毒素不易排出**，不仅瘦身困难，未来复胖的概率也更高。

调理原则

想促进新陈代谢，必须**早睡早起**，**避免吃生冷寒凉的食物，应多吃碱性食物，并摄取足够的纤维质，让排便更顺畅**，而且每天适度运动。在不影响母乳分泌的情况下，这4周要尽量让体重减轻。只要还在母乳喂养，就**别吃容易引起过敏的甲壳类海鲜**。

修复目标

产妇的身材有其圆润之美，希望减轻体重的同时，还能保持凹凸有致；此外，如果调养得宜，**鼻子过敏、皮肤过敏、情绪低落等问题也会消失**。

在产假结束后，多数职业妇女准备重返工作，请事先安排宝宝的托育问题，并拟订接下来的母乳喂养计划，有时**需把母乳挤出来放入奶瓶，让宝宝习惯瓶喂**。非不得已必须回奶时，不要拖至产假最后1周才处理，那会让自己充满压力，宁可提前1周开始以食疗和退乳茶来取代回奶针或药物。

医生娘贴心说

泌乳量不够时，哺乳茶要继续喝！

到了产后第2个月，乳腺已经畅通，泌乳量也可满足宝宝的需求，这时大都不需再喝哺乳茶，只要确保营养均衡，喝足够的汤汁就行了。

如果觉得泌乳量不够，继续喝哺乳茶也是可以的。如果妈妈决定顺其自然，以配方奶搭母乳来哺喂，这种情况下不必再喝哺乳茶。

产后第9 ~ 12周
➡ 避免久坐，可以再瘦3千克！

有些妈妈因为工作不能时时与宝宝在一起而难过，或是因为生疏的工作而忐忑、尚未瘦回孕前身材而沮丧、不知能否继续喂母乳而不安……无论你在烦恼什么，此刻应设法安定自己，乐观以对。

产后第3个月请继续执行饮食计划，并持续第2个月的健康检视，确保身体状况越来越好，同时适应边上班边育儿的生活步调。还在哺乳的上班族妈妈，可考虑白天在公司哺乳室挤出母乳，以奶瓶或集乳袋盛装，标上日期和时间冷藏，等下班再用保冷袋带回家。晚上在家可采取母乳喂养，挤出来的母乳冷冻保存，温热后再喂食，这样就能顺利衔接。请别小看母乳对宝宝免疫力和发育的影响力，这些辛苦都是值得的。

● 消耗热量，恢复孕前体态

无论是工作或育儿，最忌讳**久坐不动，那会导致血液循环不良、基础代谢率降低，并使脂肪囤积在腰腹和下半身**。此外，尽可能增加热量的消耗，例如，走路抬头挺胸、坐姿端正，让骨盆不歪斜，脊椎也能保持正常角度。

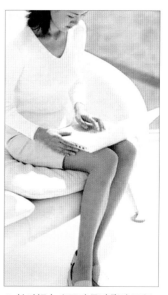

▲ 长时间久坐不动导致脂肪囤积，难以瘦身。

调理原则

本月还是要持续进行健康检视，关注自己的体况，并修饰体态，让自己更轻盈。如果**恢复性生活，请落实避孕**，以免身体才逐步恢复却立刻怀下一胎。

修复目标

恢复怀孕前的体态和健康状态是本月目标，比怀孕前更健康是终极目标。如果原本就过重或胖，即使减回孕前体重，还是应该继续努力，已经把肿胀易胖的体质改变了，再坚持一下绝对有希望比从前更苗条。

同样的道理，有些妈妈原本血压偏高，产后通过作息调整和运动，可以使血压逐渐降低，甚至能比从前更好，远离高血压的威胁。

> **〔医生娘贴心说〕**
> **怎样和3个月内的宝宝培养关系？**
>
> 新生儿的视力尚在发展中，出生3个月内的宝宝还看得不太清楚，也看不远，但别以为宝宝就不懂你的心。所谓母子连心是有道理的，宝宝听你的音调起伏、语速快慢，以及闻到你的气息，就能知道妈妈是否高兴，同时会受到影响。
>
> 换言之，你的情绪左右着宝宝，请保持开朗、平和、耐心和爱心，呵护自己和宝宝。

三、掌握饮食关键，彻底摆脱产后肥胖！

本阶段要顾全体力和元气，还要降低热量摄取，吃的食物种类虽然多元化，口味则要力求清淡，烹调时务必减少油、盐、糖的添加，剩下来的就交给运动，设法让体重减轻、赘肉消失、骨盆复位。

满月之后，你应该这样吃！

进行哺乳的妈妈，不论是产后哪个月份，都不可以减掉因此应该要多增加的"500大卡"热量的摄取。哺乳的妈妈在产后第2、3个月开始准备瘦身时，请减少糖类、脂肪的摄取量，并且将每天基本摄取热量减少300大卡，也就是说每天所需热量为"基本摄取热量−300大卡+喂乳增加的500大卡"，再搭配上运动，成功瘦身的概率极高！

❶每天摄取热量要比刚生完时少300大卡

产后第1个月，以50千克体态正常的妈妈为例，每天需要50×30＝1500大卡，哺乳增加500大卡，因此哺乳的妈妈每天需要1500+500＝2000大卡，不哺乳的妈妈则维持1500大卡。

到了产后第2、3个月的瘦身阶段，每天摄取的热量建议比产后第1个月减少300大卡，而哺乳依然可增加500大卡；换言之，**哺乳的妈妈每天需要1500 − 300 + 500 = 1700大卡，不哺乳的妈妈则摄取1500 − 300 = 1200大卡**。

蛋白质、钙质和铁质的需求量，产后第1～3个月都相同，维持蛋白质65克、钙1200毫克、铁45毫克。

产后第2、3个月缩减300大卡的吃法，从坐月子期的饮食量中减少：

- **1碗饭（4份主食）+ 1份水果 ➡ 340大卡**
- **3/4碗饭（3份主食）+ 1份油脂 + 1份水果 ➡ 315大卡**

❷ 请省略点心，但补汤不要间断

坐月子期间，每天三餐加3次点心；到了**第2、3个月，请把点心省略，晚餐可将饭量减半或省略，但早餐和午餐必须正常进食。**在此阶段，**补汤仍是必要的，可以每天做一道，**安排在各餐里食用。

产后第1个月不建议喝开水，是因为担心脂肪细胞被水分子撑大；到了第2个月运动量增加，可适量喝温开水，建议以汤汁和茶饮为主，补汤可以在三餐里食用。原本的哺乳茶可停喝，改喝杜仲枸杞茶和桂圆红枣茶，继续温润补身。

产后第3个月的热量摄取同第2个月，已经开始上班的妈妈，可酌量将西式三明治、白米饭团等加入早餐，中餐以方便料理和加热的便当为主，晚餐不吃饭，补汤则安排在早餐和晚餐食用。

❸ 喝退乳茶，以便帮助顺利回奶

想回奶的妈妈，请参考第128页的"4种吃了会回奶的禁忌食物"，同时可煮退乳茶，需注意的是，**正在处理回奶问题，饮食上请暂时不要喝汤汤水水，例如，牛奶、鱼汤等食物，高蛋白质、高脂肪的食物也须减少，且减少挤奶的次数让乳汁不要排空，**免得乳汁又源源不断。如果回奶期间，乳房有刺痛或灼热感，可适度冰敷，预防发炎。

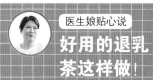

医生娘贴心说

好用的退乳茶这样做!

【材料】
炒麦芽500克、红枣5颗、甘草5克。

【做法】
❶ 所有材料以清水快速冲净。
❷ 将①放入锅中加1500毫升的水，大火煮开后，改以小火煮20分钟，去渣留汁，温热饮用即可。

四、自己做"瘦身餐"，让减重成效更佳！

选对食材，踏出成功瘦身的第一步

产后第2、3个月趁脂肪细胞还没变成顽固脂肪时，是最佳的减肥时机。持续哺乳的妈妈，营养均衡、热量充足仍是必不可少的，每天应摄取1700大卡（详细请参见第182页）。因此，最正确的方式就是"吃对东西"搭配"做对运动"，才能瘦得健康又美丽。

但要如何"吃对"，就请妈妈们参照我所设计的瘦身菜单（第186~189页）去吃，注意避免摄取过多糖类和脂肪，例如，**以低脂肉和鱼肉来取代高脂肉和动物内脏，并增加蔬菜的摄取，水果适量食用，而且要避免糖分太高的水果**。

●黄金瘦身期8周的饮食备忘录

别忘了，你所吃的食物将通过乳汁影响宝宝，吃得卫生、营养，仍是至高原则。请妈妈跟着下述的饮食原则努力：

食材挑选原则
- 主食尽量以五谷根茎类取代白色淀粉类，尽量不要吃面食。
- 蛋白质来源多考虑植物性蛋白质和鱼肉。
- 热量低、饱足感高的食物（如蒟蒻），是本阶段的首选。
- 只要仍在哺乳，就应避免食用易引起过敏的甲壳类海鲜。
- 尽量选择低血糖生成指数（Glycemic Index）的食物，例如五谷杂粮、蔬菜、水果。

烹调原则
- 遵守少油、少盐、少糖的原则。
- 以蒸、煮、炒、烫来取代烤、炸、煎。

- 进食顺序调整为补汤类→蔬菜类→主菜类→饭食类。

- 尽量吃食物原味，清淡为宜，少吃加工食品。

- 放慢进食速度，以细嚼慢咽来增进饱足感。

- 一日三餐、不吃点心，营养必须均衡，种类多样，做法尽量多变。

- 减少每日摄取的热量，早餐和午餐应较为丰盛，晚餐少吃淀粉类。

- 将低脂牛奶安排在睡前或下午茶时间饮用。

- 早餐多补充优质蛋白质，喝营养的补汤。

- 想健康瘦，就多吃低GI食物。

GI（Glycemic Index），反映了食物在消化、分解、吸收过程里，让血糖浓度上升的能力；GI的高低和血糖浓度上升速度成正比。血糖浓度上升快，代谢就会慢，所以会变胖。多吃含糖量低、纤维素多的低GI食物，就不容易饥饿，而且血糖浓度上升缓慢，代谢率相对会提高。未精制的五谷杂粮、高纤蔬果、碱性食物等，GI较低。下面以葡萄糖为参照，GI为100，将食物分为下述的三大类：

❶ 低GI食物（GI≤55）：例如薏仁、红豆、小麦、糙米、豆腐、牛奶、全麦面包、蘑菇、竹笋、香菇、菠菜、青江菜、青椒、花椰菜、木耳、茄子、四季豆、西红柿、柠檬、苹果等。

❷ 中GI食物（56≤GI≤69）：例如麦片、南瓜、栗子、芋头、胡萝卜、葡萄、奶酪等。

❸ 高GI食物（GI≥70）：例如面粉、地瓜、山药、白饭、白吐司、馒头、香蕉、菠萝、西瓜、木瓜、果汁、蜂蜜等。

医生娘贴心说
请留意外食热量标示！

妈妈恢复上班之后，免不了会有外食机会。现代人图方便，很习惯在超市买食物，包装上都有热量标示，应养成先看再买的习惯。在此提醒，食物外包装会标示"每份热量多少大卡"，光看这个是不够的，当你看到"每份热量150大卡"，不必高兴得太早，还需看清楚每份含多少克、本包装含多少份，假设每份含120克，本包装含4份，那么你将这个食物吃光，就摄取了$150 \times 4 = 600$大卡。

每天三餐加茶饮的"黄金8周瘦身搭配餐"菜单

坐月子后第2个月是妈妈修复身体与瘦身的关键期，所以不能放纵口腹之欲，生冷食物仍须忌口！这份产后瘦身调理菜单，同时兼顾了母乳喂养每天所需的1700卡、不喂母乳每天所需的1200卡的热量需求，让妈妈们吃得健康又享瘦！

产后5～8周

	A餐	B餐	C餐	D餐	E餐	F餐
早餐	糙米饭 139 麻油鸡 142 五色时蔬 197	南瓜糙米饭 190 粉光参鲈鱼姜丝汤 194 炒油麦菜 197	黑糖黑芝麻糙米饭 190 山药玉竹排骨汤 193 烫菠菜 195	栗子饭 137 十全大补鸡汤 193 鲔仔鱼炒苋菜 199	麻油饭 138 杜仲蹄筋排骨汤 194 豆皮炒高丽菜苗 199	麦片糙米饭 139 麻油鱼汤 194 肉丝炒百菇 200
午餐	糙米饭 139 麻油鸡 142 炒三丝 148	南瓜糙米饭 190 粉光参鲈鱼姜丝汤 194 肉丝炒豆干 198	黑糖黑芝麻糙米饭 190 山药玉竹排骨汤 193 红烧旗鱼 154	栗子饭 137 十全大补鸡汤 193 炒四季豆 196	麻油饭 138 杜仲蹄筋排骨汤 194 炒芦笋 196	麦片糙米饭 139 麻油鱼汤 194 黑木耳炒鸡丁 199
晚餐	麻油鸡 142 烫地瓜叶 197 大蒜豆干炒毛豆 198	粉光参鲈鱼姜丝汤 194 烫青花椰菜 195 白切猪菲力 153	山药玉竹排骨汤 193 烫高丽菜 195 鸡丁香菇蒸蛋 198	十全大补鸡汤 193 烫青江菜 196 姜丝炒蒟蒻海带丝 195	杜仲蹄筋排骨汤 194 烫芥蓝菜 196 蒟蒻卤香菇 197	麻油鱼汤 194 烫白花椰菜 195 蘑菇胡萝卜炖肉 199
茶饮	杜仲枸杞茶 205、桂圆红枣茶 205，交替喝					

※ 没喂母乳这样吃：将早餐和午餐的饭食、补汤量都减半。

产后9～12周

	A餐	B餐	C餐	D餐	E餐	F餐
早餐	薏仁香菇鸡汤 ⑲ 全麦酪梨火腿三明治 ⑲	当归排骨滋补汤 ⑲ 菠菜西红柿吉士蛋堡 ⑲	青木瓜红枣鱼汤 ⑲ 蔬菜蛋皮酸黄瓜贝果 ⑲	归芪鸡汤 ⑲ 红豆糙米饭团 ⑲ 洋葱炒肉丝 ⑳	银耳苹果排骨汤 ⑲ 南瓜糙米饭团 ⑲ 鸡丝炒双椒 ⑲	药炖鲜鱼汤 ⑭ 牛蒡香菇饭团 ⑲ 蒸高丽菜肉卷 ⑳
午餐	樱花虾四季豆炒饭 ⑲ 马铃薯苹果蛋沙拉 ⑲	姜泥肉片盖饭 ⑲ 菠萝柳橙豌豆仁色拉 ⑲	蒜片肉丁炒饭 ⑲ 酪梨蒟蒻西红柿沙拉 ⑲	鲔仔鱼豆皮寿司 ⑲ 红葡萄13颗	咖喱鸡饭 ⑲ 番石榴1个	红糟肉丝豌豆炒饭 ⑲ 奇异果1个
晚餐	薏仁香菇鸡汤 ⑲ 烫地瓜叶 ⑲ 肉丁炒豆干 ⑲	当归排骨滋补汤 ⑲ 清煮茄子 ⑲ 清蒸鲷鱼片 ⑮	青木瓜红枣鱼汤 ⑲ 烫青江菜 ⑲ 肉丝炒牛蒡丝 ⑳	归耆鸡汤 ⑲ 烫菠菜 ⑲ 蒸虱目鱼 ⑲	银耳苹果排骨汤 ⑲ 烫白花椰菜 ⑲ 蒸鸡腿 ⑳	药炖鲜鱼汤 ⑭ 姜末秋葵 ⑲ 豆豉蒸小排 ⑳
茶饮	黑糖姜茶 ⑳ 、热柠檬汁，两种茶饮交替喝					

※ 没喂母乳这样吃：将早餐的补汤取消、晚餐的补汤量减半。

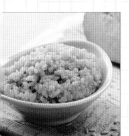
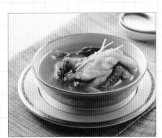
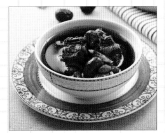
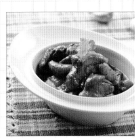

187

专为素食的你设计的"黄金8周瘦身搭配餐"菜单

为了满足素食妈妈们的需求，我也特别设计"素食瘦身菜单"，同时再细分喂养母乳和不喂母乳的需求，并在5～8周和9～12周的菜单设计中，循序渐进式地调整，让素食妈妈们仍然可以素得澎湃、素出窈窕！

素食5～8周

	A餐	B餐	C餐
早餐	香椿糙米饭❷⓪❶ 麻油面肠汤❶⓪❺ 香菇炒菠菜❷⓪❸ 姜丝豆皮炒黑木耳❷⓪❸	黑糖黑芝麻糙米饭❶⓪❺ 山药玉竹油豆腐汤❷⓪❷ 枸杞炒杏鲍菇❶❺❶ 红糟豆肠❶⓪❼	麦片糙米饭❶❸❾ 粉光参银耳苹果豆皮汤❷⓪❷ 枸杞炒高丽菜苗❶❺⓪ 姜丝炒面肠❶⓪❽
午餐	香椿糙米饭❷⓪❶ 麻油面肠汤❶⓪❺ 炒三丝❶❹❽ 红烧豆腐❷⓪❸	黑糖黑芝麻糙米饭❶⓪❺ 山药玉竹油豆腐汤❷⓪❷ 烫菠菜❶❾❺ 炒三丝❶❹❽	麦片糙米饭❶❸❾ 粉光参银耳苹果豆皮汤❷⓪❷ 炒芦笋❶❾❻ 胡萝卜丝炒蛋❷⓪❹
晚餐	麻油面肠汤❶⓪❺ 烫地瓜叶❶❾❼ 鸡丁香菇蒸蛋❶❾❽	山药玉竹油豆腐汤❷⓪❷ 烫高丽菜❶❾❺ 豆豉蒸豆腐❷⓪❸	粉光参银耳苹果豆皮汤❷⓪❷ 烫芥蓝菜❶❾❻ 凉拌干丝❷⓪❹
茶饮	杜仲枸杞茶❷⓪❺、桂圆红枣茶❷⓪❺，两种茶饮交替喝		

※ **没喂母乳这样吃：**将早餐和午餐的饭食、补汤量都减半。

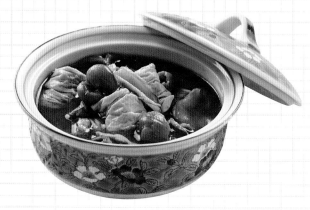

素食9～12周

	D餐	E餐	F餐
早餐	海带素肚香菇汤 ⑳ 全麦酪梨 葡萄干蒟蒻三明治 ㉑	党参薏仁蒟蒻 胡萝卜汤 ⑳ 牛蒡香菇饭团 ⑲ 姜丝豆皮炒青江菜 ⑳	青木瓜胡萝卜 油豆腐汤 ⑳ 菠菜西红柿吉士蛋堡 ⑲
午餐	海苔香松豆皮寿司 ㉑ 番石榴1个	咖喱素什锦饭 ㉑ 樱桃9个	红糖豆干丁豌豆炒饭 ㉑ 奇异果1个
晚餐	海带素肚香菇汤 ⑳ 姜末秋葵 ⑲ 红烧豆腐 ⑳	党参薏仁蒟蒻 胡萝卜汤 ⑳ 清煮茄子 ⑲ 蒸福袋 ⑳	青木瓜胡萝卜 油豆腐汤 ⑳ 黑芝麻牛蒡丝 ⑳ 九层塔烘蛋 ⑳
茶饮	黑糖姜茶 ⑳、热柠檬汁，两种茶饮交替喝		

※没喂母乳这样吃：将早餐的补汤取消、晚餐的补汤量减半。

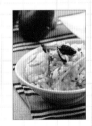
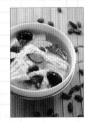
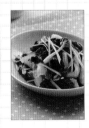
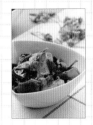

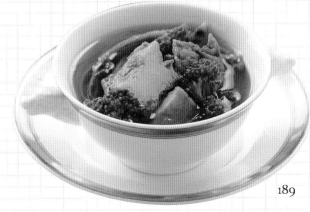

郭老师的黄金8周瘦身调理食谱80道

主食14种（1餐份）

❶ 黑糖黑芝麻糙米饭

【材料】糙米半杯、黑糖1小匙、黑芝麻1小匙。

【做法】

❶ 糙米以清水淘净，浸泡2小时。

❷ 将①和黑糖、黑芝麻放入内锅，加2/3杯的水，放进电饭锅煮。

❸ 开关跳起后，用饭勺将黑芝麻与饭拌匀即可。

❷ 红豆糙米饭团

【材料】糙米半杯、红豆50克。

【做法】

❶ 糙米以清水淘净，浸泡2小时。

❷ 红豆以清水洗净，浸泡4小时。

❸ 将①②放入内锅加3/4杯的水，放进电饭锅煮。

❹ 开关跳起后，用饭勺将红豆与饭拌匀即可。

❺ 将饭放在保鲜膜上，捏成三角饭团或圆饭团即可。

❸ 南瓜糙米饭

（南瓜糙米饭团）

【材料】糙米半杯、南瓜100克。

【做法】

❶ 糙米以清水淘净，浸泡2小时。

❷ 南瓜去皮切丁。

❸ 将①②放入内锅加2/3杯的水，放进电饭锅煮。

❹ 开关跳起后，用饭勺将南瓜与饭拌匀即可。

【备注】将煮好的南瓜糙米饭放在保鲜膜上，捏成三角饭团或圆饭团，即成为产后9～12周E餐·早餐之"南瓜糙米饭团"。

❹ 栗子糙米饭

【材料】糙米半杯、去壳生栗子100克。

【做法】

❶ 糙米以清水淘净，浸泡2小时。

❷ 栗子入滚水汆烫，剥去薄膜。

❸ 将①②放入内锅加2/3杯的水，放进电饭锅煮。

❹ 开关跳起后，用饭勺将栗子压碎，与饭拌匀即可。

❺ 牛蒡香菇饭团

【材料】 白米半杯、牛蒡1小段、新鲜香菇1朵。

【做法】

❶ 白米以清水淘净。

❷ 牛蒡去外皮切细丝。香菇洗净切细丝。

❸ 将①②放入内锅加2/3杯的水，放进电饭锅煮，待开关跳起。

❹ 开关跳起后，用饭勺将牛蒡、香菇与饭拌匀即可。

❺ 将饭放在保鲜膜上，捏成三角饭团或圆饭团即可。

❻ 樱花虾四季豆炒饭

【材料】 樱花虾1大匙、四季豆5根、大蒜1瓣、白饭1碗、盐1小匙、白胡椒粉少许、橄榄油适量。

【做法】

❶ 四季豆去双头蒂头和两侧粗丝，洗净切丁。大蒜去膜拍碎。

❷ 锅热入橄榄油，将大蒜爆香，再放入白饭、四季豆、盐，翻炒至饭粒松散、四季豆熟透。

❸ 撒上樱花虾、白胡椒粉，拌匀即可。

❼ 红糖肉丝豌豆炒饭

【材料】 红糖酱1大匙、猪肉丝100克、豌豆仁1大匙、姜1小块、白饭1碗、酱油2小匙、糖1小匙、橄榄油2小匙。

【做法】

❶ 姜洗净后拍碎，切成姜末。

❷ 锅热入1小匙橄榄油，将姜末爆香，再放入红糖酱，以小火炒香，加酱油、糖炒匀，取出备用。

❸ 锅热入1小匙橄榄油，放入猪肉丝、豌豆仁拌炒1分钟。

❹ 放入白饭，舀2小匙②加入锅中，拌匀即可。

❽ 咖喱鸡饭

【材料】 肉鸡腿半个、小型马铃薯1个、白饭1碗、胡萝卜半根、咖喱块2小块、葡萄干1小匙。

【做法】

❶ 肉鸡腿切块。马铃薯和胡萝卜去皮切块。

❷ 将①放入锅中加1碗水，大火煮开后，改以小火煮15分钟。

❸ 放入咖喱块调味，搅拌均匀后盛起，盖在白饭上，撒上葡萄干即可。

❾ 鲔仔鱼豆皮寿司

【材料】鲔仔鱼100克、寿司豆皮8个、大蒜1瓣、白饭1碗、橄榄油适量。

【做法】

❶ 大蒜去膜拍碎。锅热入橄榄油，将大蒜爆香。

❷ 放入鲔仔鱼，翻炒至金黄色即熄火。

❸ 将②取出，与白饭拌匀，以汤匙舀入寿司豆皮中即可。

❿ 蒜片肉丁炒饭

【材料】猪里脊100克、大蒜2瓣、白饭1碗、盐1小匙、黑胡椒粉少许、橄榄油适量。

【做法】

❶ 猪里脊肉切小丁。大蒜去膜切片。

❷ 锅热入橄榄油，将蒜片爆香，放入肉丁拌炒1分钟。

❸ 再放入白饭、盐、黑胡椒粉，翻炒至饭粒松散即可。

⓫ 姜泥肉片盖饭

【材料】火锅梅花肉片2两、嫩姜1小块、白饭1碗、酱油1小匙、糖1/2小匙、橄榄油适量。

【做法】

❶ 嫩姜洗净，用研磨器磨成姜泥。

❷ 锅热入橄榄油，放入火锅梅花肉片煸出油。

❸ 放入①和酱油、糖，加1大匙水，炒匀盛起，盖在白饭上。

⓬ 全麦酪梨火腿三明治

【材料】全麦吐司2片、酪梨1/4颗、火腿1片。

【做法】

❶ 酪梨去外皮切薄片。

❷ 将①和火腿夹入全麦吐司中，对切即可。

⓭ 菠菜西红柿吉士蛋堡

【材料】汉堡包1个、菠菜1株、大西红柿1/4个、吉士1片、鸡蛋1个、橄榄油1/2小匙。

【做法】

❶ 菠菜洗净取嫩叶。大西红柿切片。

❷ 锅热入橄榄油，煎荷包蛋。

❸ 依序将菠菜、吉士、西红柿、荷包蛋夹入汉堡包中即可。

⓮ 蔬菜蛋皮酸黄瓜贝果

【材料】全麦贝果1个、美生菜1叶、酸黄瓜2条、鸡蛋1个、西红柿1/2个、橄榄油1/2小匙。

【做法】

❶ 美生菜洗净。酸黄瓜切片。蛋打成蛋汁。

❷ 锅热入橄榄油，煎蛋皮。

❸ 依序将美生菜、酸黄瓜片、西红柿、蛋皮夹入全麦贝果中即可。

⑮ 十全大补鸡汤

【材料】 十全大补汤汤包、枸杞5克、红枣5颗、鸡腿1个、盐1/2小匙。

【做法】

❶ 汤包、枸杞、红枣以清水快速冲净。

❷ 鸡腿切块，入滚水汆烫，取出后用水洗净。

❸ 将①②放入锅中加6碗水，大火煮开后，改以小火煮25分钟，加盐调味即可。

【备注】 十全大补汤汤包 = 四物（当归、川芎、炒白芍、熟地）+ 四君子（党参、白术、茯苓、甘草）+ 桂枝 + 黄芪。

⑯ 当归排骨滋补汤

【材料】 当归10克、熟地10克、川芎2.5克、炒白芍5克、党参10克、红枣8颗、排骨200克、盐1/2匙。

【做法】

❶ 所有材料（排骨、盐除外）都以清水快速冲净。

❷ 排骨入滚水汆烫，取出后用水洗净。

❸ 将②放入锅中加4碗水，大火煮开后，改以小火煮20分钟。

❹ 放入①，大火煮开后，改以小火煮50分钟，加盐调味即可。

⑰ 薏仁香菇鸡汤

【材料】 薏仁100克、干香菇5朵、鸡腿1个、盐1/2小匙。

【做法】

❶ 薏仁以清水快速冲净。

❷ 干香菇以清水泡软，去蒂头，切成两半。

❸ 鸡腿切块，入滚水汆烫，取出后用水洗净。

❹ 将①放入锅中加5碗水，大火煮开后，改以小火煮20分钟。

❺ 放入②③，大火煮开后，改以小火煮20分钟，加盐调味即可

⑱ 山药玉竹排骨汤

【材料】 新鲜山药2两、玉竹25克、排骨4两、红枣5颗、盐1/2小匙。

【做法】

❶ 排骨入滚水汆烫，取出后用水洗净。

❷ 玉竹和红枣以清水快速冲净。山药去皮切块。

❸ 将玉竹、排骨放入锅中加4碗水，大火煮开后，改以小火煮15分钟。

❹ 放入红枣，大火煮开后，改以小火煮5分钟。

❺ 放入山药，大火煮开后，改以小火煮5分钟，加盐调味即可。

⑲ 杜仲蹄筋排骨汤

【材料】杜仲15克、蹄筋100克、排骨200克、红枣5颗、盐1/2小匙。

【做法】

❶ 杜仲和红枣以清水快速冲净。

❷ 蹄筋和排骨入滚水汆烫，洗净沥干。

❸ 杜仲和排骨加4碗水，大火煮开后，改以小火煮20分钟。

❹ 放入蹄筋和红枣，大火煮开后，改以小火煮10分钟，加盐调味即可。

⑳ 麻油鱼汤

【材料】鲈鱼1块（200克）、老姜1块、杏鲍菇2朵、麻油2大匙、米酒2大匙。

【做法】

❶ 老姜、杏鲍菇洗净切片。

❷ 鲈鱼洗净切片。

❸ 锅热入麻油、姜片，小火把姜炒黑。

❹ 放入②、杏鲍菇、米酒和2碗水，大火煮开后，改以小火煮5分钟即可。

㉑ 银耳苹果排骨汤

【材料】干白木耳5克、苹果1个、枸杞1小匙、排骨200克、盐1/2匙。

【做法】

❶ 白木耳以冷水浸泡10分钟，洗净后捞起，去蒂切小块，洗净沥干。

❷ 排骨入滚水汆烫，取出后用水洗净。

❸ 苹果不削皮，去核切块。

❹ 将①②③放入锅中加4碗水，大火煮开后，改以小火煮25分钟。

❺ 放入枸杞，煮沸，加盐调味即可。

㉒ 粉光参鲈鱼姜丝汤

【材料】粉光参5克、枸杞5克、鲈鱼1块（200克）、姜1块、盐1/2小匙。

【做法】

❶ 粉光参以清水快速冲净。姜洗净切丝。

❷ 鲈鱼洗净切片。枸杞以清水冲净。

❸ 将①放入锅中加4碗水，大火煮开后，改以小火煮5分钟。

❹ 放入鲈鱼，大火煮开后转小火煮5分钟。

❺ 放入枸杞，煮沸，加盐调味即可。

㉓ 青木瓜红枣鱼汤

【材料】青木瓜1/4颗、红枣5颗、虱目鱼1块（200克）、盐1/2小匙。

【做法】

❶ 青木瓜去皮切块。

❷ 虱目鱼洗净。红枣以清水快速冲净。

❸ 将①放入锅中加3碗水，大火煮开后，改以小火煮25分钟。

❹ 放入②，大火煮开后，改以小火煮5分钟，加盐调味即可。

㉔ 归芪鸡汤

【材料】当归10克、黄芪15克、红枣5颗、鸡腿1个、盐1/2小匙。

【做法】

❶ 鸡腿切块，入滚水汆烫，取出后用水洗净。其他材料（盐除外）以清水快速冲净。

❷ 将①（红枣除外）放入锅中加4碗水，大火煮开后，改以小火煮20分钟。

❸ 放入红枣，大火煮开后，改以小火煮5分钟，加盐调味即可。

25 姜丝炒蒟蒻海带丝

【材料】 姜1小块、蒟蒻板1/2块、海带丝100克、胡萝卜半根、橄榄油1小匙、盐1小匙。

【做法】

❶ 姜洗净切丝。蒟蒻板洗净切丝。

❷ 海带丝洗净。胡萝卜去皮切丝。

❸ 锅热入橄榄油，将姜丝爆香，再放入其他材料（盐除外）翻炒。

❹ 加1大匙水，盖上锅盖焖煮3分钟，加盐调味即可。

26 烫高丽菜

【材料】 高丽菜200克、橄榄油1/2小匙、盐1小匙。

【做法】

❶ 高丽菜洗净切成小块。

❷ 准备一锅水，煮沸后加油和盐，将高丽菜放入汆烫。

❸ 3分钟后，取出沥干即可。

27 清煮茄子

【材料】 茄子1个、薄盐酱油1/2小匙、橄榄油1小匙、盐1小匙。

【做法】

❶ 茄子去头尾，从中切成两段。

❷ 准备一锅水，煮沸后加油和盐，放入茄子汆烫，待整根软透后取出沥干。

❸ 用剪刀将茄子剪成小段，淋上薄盐酱油即可。

【备注】 茄子容易浮于水面，必须不断用筷子翻滚才会完整熟透。

28 烫菠菜

【材料】 菠菜200克、橄榄油1/2小匙、盐1小匙。

【做法】

❶ 菠菜洗净切成小段。

❷ 准备一锅水，煮沸后加油和盐，将菠菜放入汆烫。

❸ 2分钟后，取出沥干即可。

29 烫青花椰菜（烫白花椰菜）

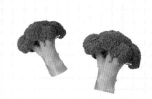

【材料】 青花椰菜200克、橄榄油1/2小匙、盐1小匙。

【做法】

❶ 青花椰菜剥成小朵，以清水洗净。

❷ 准备一锅水，煮沸后加油和盐，再将青花椰菜放入汆烫。

❸ 3分钟后，取出沥干即可。

【备注】 将青花椰菜换成白花椰菜，即成为产后5～8周F餐・晚餐，以及产后9～12周E餐・晚餐之"烫白花椰菜"。

30 炒四季豆

【材料】 大蒜1瓣、四季豆100克、橄榄油1小匙、盐1/2小匙。

【做法】

❶ 四季豆去双头蒂头和两侧粗丝，洗净切段。大蒜去膜拍碎。

❷ 锅热入橄榄油，将大蒜爆香，再放入四季豆翻炒。

❸ 加2大匙水，盖上锅盖焖煮5分钟，加盐调味即可。

31 烫青江菜

【材料】 青江菜200克、橄榄油1/2小匙、盐1小匙。

【做法】

❶ 青江菜洗净切成小段。

❷ 准备一锅水，煮沸后加油和盐，将青江菜放入氽烫。

❸ 2分钟后，取出沥干即可。

32 姜末秋葵

【材料】 姜1小块、秋葵6根、橄榄油1小匙、盐1小匙。

【做法】

❶ 姜洗净后拍碎，切成姜末。秋葵洗净去粗蒂。

❷ 准备一锅水，煮沸后加油和盐，将秋葵放入氽烫。

❸ 2分钟后，取出沥干，切薄片，放上姜末拌匀即可。

33 炒芦笋

【材料】 绿芦笋150克、橄榄油1小匙、盐1/2小匙。

【做法】

❶ 绿芦笋去粗头，切段，用水洗净。

❷ 锅热入橄榄油，放入芦笋翻炒。

❸ 加1大匙水，盖上锅盖焖煮3分钟，加盐调味即可。

【备注】 此处为细枝芦笋，若是粗枝芦笋，则加2大匙水盖上锅盖焖煮5分钟。

34 烫芥蓝菜

【材料】 芥蓝菜200克、橄榄油1/2小匙、盐1小匙。

【做法】

❶ 芥蓝菜洗净切成小段。

❷ 准备一锅水，煮沸后加油和盐，将芥蓝菜放入氽烫。

❸ 3分钟后，取出沥干即可。

35 酪梨蒟蒻西红柿沙拉

【材料】 蒟蒻板1/2块、酪梨1/4个、小西红柿5个、葡萄干1小匙、酸奶1大匙。

【做法】

❶ 将蒟蒻板切丁，入滚水氽烫，取出后用冷水浸泡5分钟，沥干备用。

❷ 酪梨切丁。小西红柿切成两半。

❸ 将①②放入碗中，淋上酸奶，撒上葡萄干，拌匀即可。

36 马铃薯苹果蛋沙拉

【材料】 小型马铃薯1个、苹果1/2个、鸡蛋1个、酸奶1大匙。

【做法】

❶ 马铃薯去外皮，放入电饭锅蒸，外锅加1杯水，开关跳起后取出待凉，切丁。

❷ 鸡蛋洗净放入冷水锅以中小火煮，水滚续煮3分钟，熄火再闷5分钟。将蛋移入冷水里剥壳，取出切丁。

❸ 苹果以清水洗净，连皮切丁。

❹ 将①②③放入碗中，淋上酸奶，拌匀即可。

37 菠萝柳橙豌豆仁沙拉

【材料】 菠萝1/10个、柳橙1个、豌豆仁50克、橄榄油1/2小匙、盐1小匙。

【做法】

❶ 菠萝切丁。柳橙去外皮，橙肉切丁。

❷ 准备一锅水，煮沸后加油和盐，放入豌豆仁汆烫，待豌豆仁浮起，捞起沥干待凉。

❸ 将①②拌匀即可。

38 炒油麦菜

【材料】 油麦菜200克、嫩姜1小块、橄榄油1小匙、盐1/2小匙。

【做法】

❶ 姜洗净切丝。油麦菜洗净切成小段。

❷ 锅热入橄榄油，将姜丝爆香，再放入油麦菜翻炒，加盐调味即可。

39 五色时蔬

【材料】 新鲜香菇2朵、新鲜山药50克、玉米笋2支、红椒1/4个、青花椰菜3小朵、橄榄油1小匙、盐2小匙。

【做法】

❶ 所有蔬菜洗净。山药去皮切块。

❷ 香菇去蒂头切长块。红椒洗净，去籽切块。玉米笋斜切块。

❸ 准备一锅水，煮沸后加油和盐，依序放入玉米笋、香菇、青花椰菜、山药、红椒汆烫，2分钟后取出沥干、摆盘即可。

40 蒟蒻卤香菇

【材料】 蒟蒻板1块、新鲜香菇3朵、酱油1大匙、糖1/2小匙、盐1/2小匙。

【做法】

❶ 蒟蒻板洗净切块，入热水汆烫取出。

❷ 香菇洗净去蒂头切成两半。

❸ 将①②放入锅中加酱油、糖、盐及2大匙水，盖上锅盖焖煮5分钟即可。

41 烫地瓜叶

【材料】 地瓜叶200克、橄榄油1/2小匙、盐1小匙。

【做法】

❶ 地瓜叶剥嫩叶去粗梗，以清水洗净。

❷ 准备一锅水，煮沸后加油和盐，将地瓜叶放入汆烫。

❸ 2分钟后，取出沥干即可。

主菜15种（1餐份）

㊷ 大蒜豆干炒毛豆

【材料】 豆干2块、毛豆100克、大蒜1粒、橄榄油1小匙、盐1小匙。

【做法】

❶ 毛豆洗净，入滚水汆烫3分钟，在冷水中去除薄膜。

❷ 大蒜去膜拍碎。豆干洗净切丁。

❸ 锅热入橄榄油，将大蒜爆香，放入豆干及毛豆，加1大匙水，盖上锅盖焖煮3分钟，加盐调味即可。

㊸ 鸡丁香菇蒸蛋（素食香菇蒸蛋）

【材料】 鸡排1/2小块、新鲜香菇1朵、鸡蛋1个、盐1小匙。

【做法】

❶ 鸡排顺着纹路切小丁。香菇洗净去蒂头切小丁。

❷ 鸡蛋打匀过滤，去杂质，放入锅中。

❸ 将①放入②中，加2大匙水，加盐和匀。

❹ 放入电饭锅蒸，外锅放半杯水，开关跳起即可。

【备注】 将鸡丁去掉，即成为"素食香菇蒸蛋"。

㊹ 肉丝炒豆干（肉丁炒豆干）

【材料】 猪肉100克、豆干2块、青葱1支、酱油1小匙、糖1/2小匙、盐1/2小匙、橄榄油1小匙。

【做法】

❶ 猪肉洗净切丝。豆干先切薄片再切细丝。青葱洗净去头尾切段。

❷ 锅热入橄榄油，将葱段爆香，放入肉丝拌炒至微香。

❸ 放入豆干，再加酱油、糖、盐及1大匙水，盖上锅盖焖煮3分钟，确定肉丝熟透即可。

【备注】 将猪肉和豆干改为切丁，即成为产后9~12周A餐·晚餐之"肉丁炒豆干"。

45 豆皮炒高丽菜苗

【材料】 豆皮1块、高丽菜苗200克、嫩姜1小块、橄榄油1小匙、盐1/2小匙。

【做法】

❶ 姜洗净切丝。高丽菜苗洗净，每株切成4小块。豆皮洗净切块。

❷ 锅热入橄榄油，将姜丝爆香，再放入豆皮和高丽菜苗翻炒。

❸ 加1大匙水，盖上锅盖焖煮3分钟，加盐调味即可。

46 鲚仔鱼炒苋菜

【材料】 鲚仔鱼1大匙、绿苋菜4两、橄榄油1小匙、盐1/2小匙。

【做法】

❶ 绿苋菜洗净切成小段。鲚仔鱼用清水洗净。

❷ 锅热入橄榄油，再放入绿苋菜、鲚仔鱼轻轻翻炒。

❸ 加1大匙水，盖上锅盖焖煮3分钟，加盐调味即可。

47 蒸虱目鱼

【材料】 虱目鱼1小块（200克）、姜1小块、青葱1支、盐1/2小匙。

【做法】

❶ 姜洗净切丝。葱洗净切段。

❷ 将盐均匀抹在虱目鱼上，放入盘中，铺上姜丝、葱段。

❸ 放入电饭锅蒸，外锅放半杯水，开关跳起即可食用。

48 黑木耳炒鸡丁

【材料】 鸡排1条、黑木耳1朵、红椒1/8个、橄榄油1小匙、盐1/2小匙。

【做法】

❶ 鸡排切丁。黑木耳洗净切丁。红椒洗净，去籽切丁。

❷ 锅热入橄榄油，放入鸡丁拌炒至微香。

❸ 放入黑木耳及红椒，加1大匙水，盖上锅盖焖煮3分钟，加盐调味即可。

49 鸡丝炒双椒

【材料】 鸡胸肉100克、青椒1/4个、红椒1/4个、橄榄油1小匙、盐1/2小匙。

【做法】

❶ 鸡胸肉顺着纹路切丝。青椒、红椒洗净，去籽切丝。

❷ 锅热入橄榄油，放入鸡丁拌炒至微香。

❸ 放入青椒及红椒，加1大匙水，盖上锅盖焖煮3分钟，加盐调味即可。

50 蘑菇胡萝卜炖肉

【材料】 瘦肉100克、蘑菇5朵、胡萝卜半根、盐1小匙。

【做法】

❶ 瘦肉切丁。胡萝卜去皮切丁。

❷ 蘑菇去粗头蒂，切成两半。

❸ 将①②放入锅中加2大匙水，加盐清煮，大火煮开后，改以小火煮5分钟即可。

51 肉丝炒百菇

【材料】猪里脊100克、新鲜香菇1朵、杏鲍菇1朵、蘑菇3朵、金针菇50克、淀粉1小匙、酱油1/2小匙、橄榄油1小匙。

【做法】

❶ 猪里脊切丝，加入酱油和淀粉拌匀，腌10分钟。

❷ 香菇和蘑菇洗净去蒂头切细丝。杏鲍菇洗净切细丝。金针菇去底部，洗净。

❸ 锅热入橄榄油，放入①②翻炒。

❹ 加1大匙水，盖上锅盖焖煮5分钟，确定肉丝熟透即可。

52 肉丝炒牛蒡丝

【材料】猪里脊100克、牛蒡1小段、淀粉1小匙、酱油1/2小匙、橄榄油1小匙。

【做法】

❶ 猪里脊切丝，加入酱油和淀粉拌匀，腌10分钟。

❷ 牛蒡去外皮切细丝。

❸ 锅热入橄榄油，放入①②翻炒。

❹ 加1大匙水，盖上锅盖焖煮5分钟，确定肉丝熟透即可。

53 蒸鸡腿

【材料】鸡腿半个、薄盐酱油1小匙。

【做法】

❶ 鸡腿去皮，在鸡肉上划2刀，放入电饭锅蒸，外锅放1杯水，待开关跳起。

❷ 取出，蘸薄盐酱油即可食用。

54 蒸高丽菜肉卷

【材料】高丽菜1大叶、低脂猪肉馅100克、新鲜香菇1朵、盐1/2小匙。

【做法】

❶ 高丽菜叶入滚水汆烫，取出待凉。

❷ 香菇洗净去蒂头切末，和绞肉、盐拌匀。

❸ 将①摊平，放上②包裹成条状，以牙签固定。

❹ 将③摆盘，放入电饭锅蒸，外锅放1杯水，开关跳起即可。

【备注】高丽菜叶必须完整无破损。

55 洋葱炒肉丝

【材料】猪里脊100克、洋葱半个、淀粉1小匙、酱油1/2小匙、橄榄油1小匙。

【做法】

❶ 猪里脊切丝，加入酱油和淀粉拌匀，腌10分钟。洋葱去皮切细丝。

❸ 锅热入橄榄油，将洋葱爆香，再放入肉丝翻炒。

❹ 加1大匙水，盖上锅盖焖煮5分钟，确定肉丝熟透即可。

56 豆豉蒸小排

【材料】猪小排100克、豆豉1小匙、酱油1/2小匙、淀粉1小匙。

【做法】

❶ 猪小排和豆豉加酱油、淀粉一起抓匀。

❷ 将①摆盘，放入电饭锅蒸，外锅放1杯水，待开关跳起即可。

57 香椿糙米饭

【材料】糙米半杯、香椿酱2小匙。

【做法】

❶ 糙米以清水淘净，放入内锅浸泡2小时。

❷ 加2/3杯的水，放入电饭锅煮。

❸ 开关跳起后，舀入香椿酱，用饭勺拌匀即可。

58 海苔香松豆皮寿司

【材料】海苔香松1大匙、寿司豆皮8个、白饭1碗。

【做法】

❶ 将白饭与海苔香松拌匀。

❷ 将①以汤匙舀入寿司豆皮中即可。

59 红糖豆干丁豌豆炒饭

【材料】红糖酱1大匙、豆干4块、豌豆仁1大匙、姜1小块、酱油2小匙、糖1小匙、橄榄油2小匙、白饭1碗。

【做法】

❶ 姜洗净后拍碎，切成姜末。豆干洗净切丁。

❷ 锅热入1小匙橄榄油，将姜末爆香，再放入红糖酱，以小火炒香，加酱油、糖炒匀，取出备用。

❸ 锅热入1小匙橄榄油，放入豆干丁、豌豆仁拌炒1分钟。

❹ 放入白饭，再舀出2小匙②放入，拌匀即可。

60 咖喱素什锦饭

【材料】花干1个、金针菇100克、马铃薯（小）1个、胡萝卜半根、白饭1碗、咖喱块2小块、葡萄干1小匙。

【做法】

❶ 花干洗净切块。金针菇去底部，洗净。马铃薯和胡萝卜去皮切块。

❷ 将①放入锅中加1碗水，大火煮开后，改以小火煮15分钟。

❸ 放入咖喱块调味，搅拌均匀后盛起，盖在白饭上，撒上葡萄干即可。

61 全麦酪梨葡萄干蒟蒻三明治

【材料】全麦吐司2片、生菜1叶、酪梨1/4个、蒟蒻板1/2个、葡萄干1/2小匙。

【做法】

❶ 将蒟蒻板切薄片，入滚水汆烫，取出后待凉。

❷ 生菜洗净。酪梨去外皮切薄片。

❸ 依序将生菜、蒟蒻片、酪梨片、葡萄干夹入全麦吐司中，对切即可。

素补汤5种（1餐份）

62 山药玉竹油豆腐汤

【材料】新鲜山药100克、玉竹25克、红枣5颗、油豆腐200克、盐1/2小匙。

【做法】

❶ 玉竹和红枣以水快速冲净。

❷ 山药去皮切块。油豆腐用水洗净。

❸ 将玉竹放入锅中加4碗水，大火煮开后，改以小火煮15分钟。

❹ 放入②及红枣，以小火煮5分钟，加盐调味即可。

63 粉光参银耳苹果豆皮汤

【材料】粉光参5克、白木耳5克、苹果（小）1个、枸杞1小匙、豆皮1块、盐1/2小匙。

【做法】

❶ 白木耳以冷水浸泡10分钟，去蒂头，切小块备用。

❷ 粉光参以清水快速冲净。

❸ 苹果不削皮，去核切块。

❹ 将①②③放入锅中加4碗水，大火煮开后，改以小火煮25分钟，续入枸杞、豆皮、盐煮3分钟即可。

64 海带素肚香菇汤

【材料】海带结100克、素肚半个、干香菇2朵、红枣3颗、盐1/2小匙。

【做法】

❶ 海带结洗净。素肚洗净切块。

❷ 香菇以清水泡软，去蒂头。红枣以清水快速冲净。

❸ 将①②放入锅中加3碗水，大火煮开后，改以小火煮20分钟，加盐调味即可。

65 党参薏仁蒟蒻胡萝卜汤

【材料】党参15克、薏仁100克、蒟蒻结5个、胡萝卜半根、盐1小匙。

【做法】

❶ 党参、薏仁以清水快速冲净。

❷ 蒟蒻结洗净。胡萝卜去皮切小块。

❸ 将①放入锅中加4碗水，大火煮开后，改以小火煮25分钟。

❹ 放入②，大火煮开后，改以小火煮10分钟，加盐调味即可。

66 青木瓜胡萝卜油豆腐汤

【材料】青木瓜1/4个、胡萝卜半根、三角油豆腐5块、盐1/2小匙。

【做法】

❶ 青木瓜和胡萝卜去皮切块。

❷ 将①放入锅中加3碗水，大火煮开后，改以小火煮25分钟。

❸ 三角油豆腐切成两半，放入锅中，大火煮开后，改以小火煮5分钟，加盐调味即可。

67 香菇炒菠菜

【材料】 菠菜200克、新鲜香菇2朵、橄榄油1小匙、盐1/2小匙。

【做法】

❶ 菠菜洗净切成小段。香菇洗净去蒂头切丝。

❷ 锅热入橄榄油，放入①翻炒。

❸ 盖上锅盖焖煮2分钟，加盐调味即可。

68 豆豉蒸豆腐

【材料】 传统豆腐1块、豆豉1小匙、酱油1/2小匙。

【做法】

❶ 豆腐和豆豉排盘，淋上酱油。

❷ 放入电饭锅蒸，外锅放半杯水，待开关跳起即可。

69 姜丝豆皮炒黑木耳

【材料】 豆皮1块、黑木耳1朵、姜1小块、橄榄油1小匙、酱油1小匙。

【做法】

❶ 姜洗净切丝。

❷ 豆皮及黑木耳洗净，切长条状。

❸ 锅热入橄榄油，将姜丝爆香，放入②翻炒。

❹ 加1大匙水及酱油，盖上锅盖焖煮3分钟即可。

70 炒三丁

【材料】 胡萝卜丁1大匙、玉米粒1大匙、毛豆100克、橄榄油1小匙、盐1小匙、黑胡椒粉少许。

【做法】

❶ 毛豆洗净，入滚水汆烫3分钟，在冷水中去除薄膜。

❷ 胡萝卜去皮切小丁。

❸ 另准备一锅水，煮沸后加油和盐，放入胡萝卜丁煮5分钟，然后放入毛豆煮5分钟，再放入玉米粒煮3分钟。

❹ 将所有食物取出沥干，撒上黑胡椒粉即可。

71 红烧豆腐

【材料】 传统豆腐1块、胡萝卜半根、四季豆3根、酱油2小匙、糖1/2小匙。

【做法】

❶ 胡萝卜去皮切片。四季豆去双头蒂头和两侧粗丝，洗净切段。

❷ 豆腐洗净，切成4等份。

❸ 将①②放入锅中，加2大匙水及酱油、糖，大火煮开后，改以小火煮5分钟即可。

72 胡萝卜丝炒蛋

【材料】胡萝卜半根、鸡蛋1个、橄榄油1小匙、盐1小匙。

【做法】

❶ 胡萝卜去皮切丝。鸡蛋打成蛋汁。

❷ 锅热入橄榄油，炒蛋，然后盛起。

❸ 放入胡萝卜丝，加盐和2大匙水，大火煮开后，改以小火煮5分钟。

❹ 将②倒入锅中，拌匀即可。

73 凉拌干丝

【材料】干丝100克、嫩姜1小块、白醋1小匙、盐1/2小匙。

【做法】

❶ 干丝入滚水锅中汆烫，取出后沥干待凉。

❷ 嫩姜洗净切丝。

❸ 将①②和白醋、盐拌匀即可。

74 姜丝豆皮炒青江菜

【材料】豆皮1块、青江菜3株、嫩姜1小块、橄榄油1小匙、盐1/2小匙。

【做法】

❶ 姜洗净切丝。青江菜洗净切成小段。豆皮洗净切宽丝。

❷ 锅热入橄榄油，将姜丝爆香，再放入豆皮和青江菜翻炒。

❸ 加1大匙水，盖上锅盖焖煮3分钟，加盐调味即可。

75 黑芝麻牛蒡丝

【材料】牛蒡100克、黑芝麻1小匙、橄榄油1小匙、盐1/2小匙。

【做法】

❶ 牛蒡去皮切细丝。

❷ 锅热入橄榄油，放入①翻炒。

❸ 加盐和2大匙水，盖上锅盖焖煮5分钟。

❹ 放入黑芝麻，拌炒均匀即可。

76 九层塔烘蛋

【材料】九层塔2支、鸡蛋1个、油1小匙、盐1/2小匙。

【做法】

❶ 九层塔取嫩叶，洗净切碎。

❷ 鸡蛋打成蛋汁放入碗中，将①放入，加盐拌匀。

❸ 锅热入橄榄油，将②倒入，以小火煎至两面金黄色即可。

77 蒸福袋

【材料】小豆皮袋3个、传统豆腐半块、新鲜香菇1小朵、胡萝卜1小块、盐1/2小匙。

【做法】

❶ 香菇洗净去蒂头切末。胡萝卜去皮切末。传统豆腐洗净。

❷ 将①放入碗中搅碎，加盐调味。

❸ 将②塞入豆皮袋中。

❹ 放入电饭锅蒸，外锅放1杯水，开关跳起即可。

78 杜仲枸杞茶

【材料】杜仲25克、枸杞10克。

【做法】

❶ 杜仲和枸杞以清水快速冲净。

❷ 将❶放入锅中加1000毫升水，大火煮开后，改以小火煮20分钟，去渣留汁即可。

80 黑糖姜茶

【材料】老姜1块、黑糖3大匙。

【做法】

❶ 姜洗净后拍碎放入锅中，加1000毫升水，大火煮开后，改以小火煮20分钟。

❷ 加入黑糖，搅匀溶解，去渣留汁即可。

79 桂圆红枣茶

【材料】桂圆100克、红枣15颗。

【做法】

❶ 红枣以清水快速冲净，将桂圆剥散。

❷ 将❶放入锅中加1000毫升水，大火煮开后，改以小火煮20分钟即可。

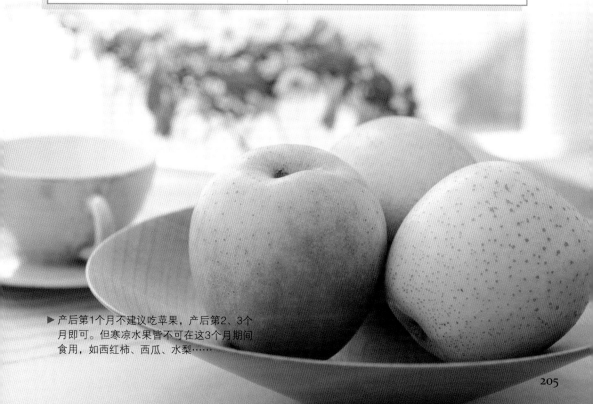

▶ 产后第1个月不建议吃苹果，产后第2、3个月即可。但寒凉水果皆不可在这3个月期间食用，如西红柿、西瓜、水梨……

五、搭配运动，既助瘦又带动身体复位！

在怀孕过程里，母体的骨骼、肌肉、韧带都面临重大压力——受到迟缓素分泌的影响，骨盆、韧带变得松弛，稳定度变差，甚至可能因肚子太大而压迫到脊椎或神经。产后运动的难度不高，每位妈妈都学得会，它的重点在于针对产妇可能变胖、歪斜、松弛的部位进行锻炼，同时消耗热量达到瘦身目的；它的精神是贵在坚持，请妈妈每天在固定时间运动，效果一定看得见。

产后运动，全方位调整身体不理想状态

如果孕期胖得不多，轻轻松松就瘦回孕前体重，是否就不必做产后运动呢？答案是否定的。消耗热量达到减重瘦身只是众多目的之一，我们更希望通过产后运动，帮助身体把不理想的状态调整过来，甚至比怀孕前更健康。

● 别在当妈之后，就开始腰酸背痛

骨盆的大小在青春期之后已大致固定，可是怀孕过程中为了保护子宫里的胎儿并承载较大的重量，**孕妇的骨盆会略为变大；为了平衡凸出的肚子，妈妈的重心前倾，以致腰椎往前、胸椎往后，脊椎的弯曲幅度改变**，承受很大的负担。

在怀孕中后期，身体会分泌迟缓素让骨盆逐渐松弛，以利生产时宝宝顺利通过产道，但全身骨骼也受影响，特别是**脊椎和四肢韧带的稳定度变差**，所以很多孕妇容易**扭伤或是腰痛、下背痛、骨盆痛**。

● 骨盆回正，才能让身材曼妙

曾听妈妈们抱怨，即使产后肚子缩小，照镜子仍觉得腰腹好像变宽了。有人说"女人生过小孩，一看就知道！"关键在于骨盆。想要骨盆百分之百

回到怀孕前的状态，坦白说不太容易，但仍应尽力让骨盆和全身骨骼（尤其是脊椎）尽量恢复，即使生过孩子，还是能有曼妙的体态，更重要的是能从此远离筋骨酸痛。

坐月子期间绑束腹带，不仅帮助子宫收缩和减少疼痛，它从耻骨开始缠绕，对骨盆的复位也有帮助。束腹带必须躺下来绑，效果比站着穿的塑身衣好。

产后妈妈该关心骨盆，**不仅要"缩"，更要"正"**；如果骨盆不正，整个身体会跟着歪斜，久而久之，肌肉、骨骼、代谢都会出问题。

7个动作，让你从头到脚"精瘦美"！

本篇针对产妇迫切需要的骨盆底肌肉锻炼以及最困扰的腰、腹、臀、腿、手臂变胖问题，介绍7项产后简易动作，每项只需3~5分钟就能完成。

❶凯格尔运动

凯格尔运动又称为"骨盆运动"，其主要动作是夹紧阴道和肛门，通过反复收缩和放松来训练骨盆底肌肉。

这是每位女性该学的运动，能预防和治疗尿失禁，对子宫脱垂、阴道松弛都有预防效果，对性生活的满意度也有帮助。自然产的妈妈不妨多练习，可降低产后漏尿的概率。

动作

❶平躺于床上，屈膝，腿微张，想象忽然中断排尿然后憋住的感觉，来收缩骨盆底肌肉，持续收缩10秒后，然后逐渐放松10秒。

❷持续做10次为1回，每天做3回。

【备注】初期练习时请自我提醒，除了骨盆底肌肉收缩，腹部和大腿肌肉不应用力。熟练后，无论站立或坐着都能随时锻炼。

❷提肛抬臀

可帮助提升臀部不下垂，有助于美化臀部曲线，还能锻炼肛门括约肌，预防痔疮并改善排便问题。

动作

❶ **提肛**：站立，抬头挺胸，双脚微张，双手放在身体两侧。配合呼吸，吸气时夹紧肛门，吐气时放松肛门，持续做10次。

❷ **抬臀**：扶着固定处，将左腿向后尽量抬高10秒钟，然后放下，反复做10次。再换右腿做同样动作。

❸ 每天早、晚各做1回。

【备注】做"抬臀"，向后抬腿时，注意臀部要正，不可向后侧翻转。

❸ 翘屁股

可改善脊椎歪斜，端正骨盆，矫正怀孕以来的不良体态，紧实臀部肌肉，让屁股变小又翘。

动作

❶ 站立，双脚微张，挺身缩小腹，阴道夹紧、收肛，同时脚趾抓地，维持10秒钟，然后放松10秒钟。

❷ 持续做10次为1回，每天做3回。

【备注】可随时随地做这个动作，运动时必须保持抬头挺胸，尤其不可歪斜着身体。

❹ 扭腰摆臀

可消除过胖身材的脂肪，兼具纤腰和瘦臀功效，让腰腹紧绷的肌肉放松。

动作

❶ 直立，手叉腰、双脚站稳，模拟摇呼啦圈的动作，顺时针方向扭腰转2分钟。

❷ 反向，以逆时针方向做2分钟。

❸ 每天早、晚各做1回。

【备注】初期腰臀扭动的幅度不必太大，待熟练后再加强，以不勉强为原则。产后不宜使用呼啦圈，撞击的力道容易伤及腰椎、腹部和骨盆。

❺ 原地跑步

快速消耗热量，强化心肺功能，并瘦大腿。

❶原地跑步，速度不必快、保持平衡，膝盖尽量抬高，跑20步就停下来喘息10秒钟。

❷反复执行5次为1回，每天做3回。

【备注】不论室内外都要穿慢跑鞋，先简单热身、拉筋，跑时要有跳跃、弹性的感觉。

❻ 双手抓星星

可伸展腰侧、运动肩膀，属全身性的运动。

动作

❶原地跑步，膝盖尽量抬高，踩踏的同时，双手轮流上举尽量攀高做好像要抓星星的动作。

❷持续边跑边抓3分钟，每天做3回。

【备注】一定要穿慢跑鞋，不可赤脚。

❼ 旋转塑料瓶

让手臂松弛的肌肉恢复紧实，修饰蝴蝶袖。

动作

❶双手各握一瓶装水塑料瓶，平举与肩同高。

❷手腕带动上肢旋转，做3分钟，每天3回。

【备注】可坐着或站着做，关键在于手臂高度要维持平举，宝特瓶中的水量视个人可忍受的范围决定。

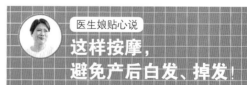

医生娘贴心说

这样按摩，避免产后白发、掉发！

产后掉发的原因多半与荷尔蒙骤降、生产出血或压力有关。产妇可用头皮护理按摩来促进头皮血液循环，预防严重掉发、白发，以及记忆衰退。建议在早晨起床时做，效果最好。

【动作】

❶将十指指腹按在发际，从额头往脑后轻轻按摩。

❷将十指指腹按在头顶，从中央往两旁轻轻按摩。

❸连续按摩3~5分钟，每天多回。

第6章

PART **6**

一看就安心！
准妈妈们最常问的40个问题

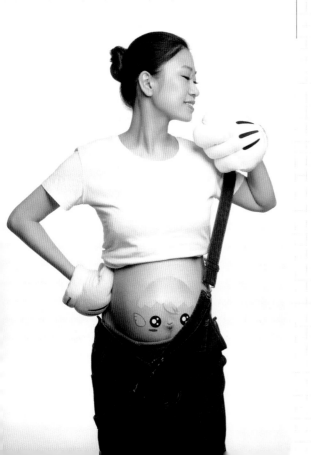

怀孕、生产、坐月子和产后瘦身，
是多数女人会经历的人生大事。
本篇收录大家最常提出的疑问并
进行解答。

怀孕前的8个疑问

Q01 有性生活却不避孕，大概多久会怀孕？

卵子和精子顺利结合并来到子宫着床就是怀孕，行房次数并非怀孕的绝对关键，有些人"孕气"好，在一起一两次就怀上了。有些夫妻因为工作压力大，两人一起轻松度个假，回来就有好消息了。

通常，夫妻间若有正常性生活，又没采取避孕措施，多数会在一年内怀孕；不过即使超过一年没受孕，也不代表不孕，请无须太紧张，否则对怀孕这件事反而不利。不妨去医院检查，先确认生育机能是否良好、是否需要治疗，医师还能通过超声波得知卵泡成熟状态，推算排卵日，提供行房的时间建议。

Q02 月经一向不准，这会影响受孕概率吗？

会有影响。人不是机器，生理周期多少会受情绪、压力、健康状况左右，差一两天是常有的事，这不算月经不准。有些女性担心自己的月经和教科书上说的不一样，不是28天来一次，这也没关系，每个人状态本就不同。但月经周期必须大致固定，这一点很重要，因为乱经往往伴随着其他问题，而且当周期忽长忽短，抓不到排卵期，就很难找出适合行房受孕的时机。

每个女孩应从小养成习惯，将月经来潮的日子记录下来，有特殊状况也要记；等到有性生活之后，**务必学会推算排卵日、量基础体温，这些都是自我了解和提高怀孕概率的基础**。

Q03 容易痛经的人，是否较不容易怀孕？

比起回答是或否，我们更需要换个角度思考：到底是什么原因造成痛经？

当卵子没有受孕，原本为着床进行准备而增厚的子宫内膜必须剥落而排出，也就是经血，这样才能启动下一次的循环。内膜的剥落和排出过程，有人因为子宫过度收缩而疼痛，有人因经血排不出而疼痛，有人因骨盆腔病变而疼痛，也有人时痛、时不痛，原因难辨。如果是病变或荷尔蒙引起的痛经，对受孕这件事而言，确实是一大变数；如果是生活习惯不良（如喜吃生冷寒凉食物、休息不足、作息时间颠倒）所致，也可能影响受孕概率。找出痛经的可能原因并逐步排除，这是对健康的负责态度，回馈给你的除了不再疼痛，还能及早怀孕为人母。

Q04 我不是 28 天来一次月经，怀孕第 1 周和预产期要怎么推算？

周期 28 天的人，医生会告诉你，把上次月经来的第 1 天当作怀孕的第 1 天，也就是说，排卵和受孕其实发生在第 2、3 周交界那几天。所谓怀胎十月，是指整个孕期 280 天（40 周，每 4 周算 1 个月），其实算起来是 266 天（前面 2 周卵子和精子根本还没相会）。

如果周期不是 28 天，只要周期规律，还是可以准确估算。如果你有量基础体温的好习惯，体温骤降至最低那天是排卵日，把那天往前推 14 天，就设定为怀孕第 1 天。如果你没测量基础体温，依照周期找出下次月经预定日，再往前推 28 天，就是怀孕第 1 天。例如，你预计下次月经日是 4 月 30 日，结果月经没来，发现怀孕了，往前推 14 天，3 月 16 日就是排卵日，再往前推 14 天，3 月 2 日就可当成怀孕的第 1 天。

排卵日的推算方法请参照第 29 页，关键在于你必须了解自己的月经周期是多少天，并记住上次月经来潮日。

万一周期向来不规律，还是有解决办法。妇产科医师会以超声波检测胚胎大小和胎儿状况，从尺寸便能大致估算出宝宝是几周几天大，进而算出预产期。有些妈妈忧虑："万一估算不精准怎么办？"并非每个宝宝都在预产期当天报到，提前或延后 1、2 周都算正常，即使预产期有 1、2 天差距也没关系，请放宽心吧！

Q05 准备怀孕前，需要去打预防针吗？

这件事情在结婚、订婚之前就应该做了！孕妇若感染某些疾病，一旦垂直传染给胎儿，可能导致流产、早产或胎儿缺陷；如果妈妈没有抗体，最好提前打预防针。**考虑到疫苗有其活性，注射后至少须隔半年再怀孕。**相关疫苗种类非常多，包括麻疹、德国麻疹、腮腺炎、水痘、B 型肝炎、宫颈癌……

建议大家接受婚前健检，医师会帮你将该考虑的问题整理出来并解答，包括双方有无家族病史、双方健康状况、血液筛检、该打哪些疫苗、该隔多久才怀孕、孕期应特别注意的事项等。

Q06 长期服用避孕药，会不会变成不孕？

事前避孕药的主要成分是雌激素和黄体素，利用抑制排卵来避免怀孕；至于事后避孕药的主要成分是大量黄体素，借由改变子宫颈和子宫内膜状态，让受精卵不易着床，降低怀孕的概率。

长期服用避孕药，卵巢的排卵机制被压抑，一旦停药，未必能立刻恢复，自然不容易马上受孕；有些人体质特殊，甚至需要半年、一年或更长时间来恢复。生儿育女是人生大事，通常建议夫妻之间采取其他避孕方法，保险套的副作用最小，不是吗？

Q07 听说体质的酸碱性会影响生男生女，有这回事吗？

确有其事。卵子提供X染色体，精子提供X染色体或Y染色体。卵子与带X染色体的精子结合为XX，就会生下女孩；卵子与带Y染色体的精子结合为XY，则生下男孩。

问题在于每次射精有上亿只精子，同场竞赛，除了精子本身的活力，大环境也有影响。因为X精子跑得慢但活得久，在酸性环境中特别有利；Y精子跑得快但寿命短，在碱性环境里特别活跃。因此从这里衍生出一些论点，**男女双方可透过饮食来调整体质酸碱，尽力去提高带X染色体的精子或带Y染色体的精子的成功率，以达成生男生女的梦想。**但即使所有变量都掌握了，也未必百分之百如愿，只能说老天自有安排，孩子健康最重要。

Q08 多少岁算高龄产妇？妈妈年纪大，对宝宝健康有影响吗？

通常会以怀孕时满34岁或生产时满35岁来界定高龄产妇。

高龄生育对妈妈和宝宝都有高风险，发生妊娠高血压、子痫前症、妊娠糖尿病、肾脏病、胎盘早期剥离、流产或难产的概率都高于一般孕妇，怀孕过程必须更谨慎、更严格控制体重，绝不可劳累。为了避免生出异常宝宝，**高龄产妇必须采血进行唐氏综合征筛检，并接受羊膜腔穿刺检查，确认宝宝的染色体正常。**

怀孕时的12个难题

Q01 如何改善严重的害喜症状？

从中医角度看，害喜代表身体还没做好生育的准备，特别是肝脏机能较弱的人，孕吐、疲累、想吃酸的情况会格外严重。

害喜通常发生在怀孕初期，那时正是养肝经、胆经、心包经的时刻，如果修养得宜，孕吐症状能得到有效改善。

孕妇应力行晚间11点前上床睡觉的原则，忌口不吃生冷寒凉的食物（尤其是冰品、冷饮、瓜类和水果），少量多餐，不要暴饮暴食，想吐时喝些不加糖的柠檬汁或吃醋料理。

也可以用大拇指的指腹按压位于脚拇趾内侧，第1、2跖骨接缝处的太冲穴，这有助于改善孕吐，并能安胎。同时设法舒解压力，让心情保持平和，少吃上火燥热的食物，这些都能改善害喜症状。

Q02 孕妇适合吃素吗？

如果妈妈原本就吃素，可以继续，但需特别留意蛋白质的摄取要充足，最好能吃蛋、喝牛奶，也就是吃蛋奶素；必要时，可请医师帮你开维生素B$_{12}$、铁剂、钙片，补充饮食上的不足。如果妈妈向来吃荤食，怀孕期间偶尔吃几餐素食无妨，但不宜在此时改为完全吃素，身体会难以适应。

Q03 孕期吃特定食物，会造成孩子容易过敏吗？

营养素会通过胎盘和脐带传送给宝宝，过敏物质也会被传送。每位孕妇应远离自己的过敏源，此外，容易引起过敏的带壳类海鲜、无鳞鱼、鸭肉、生鱼片、生冷水果等也最好避免食用，或许你的体质并未对这些食物过敏，但难保你的宝宝不会，安全起见，最好避免食用。特别是自己或先生为过敏体质者，更要慎选饮食内容。

Q04 听说孕期水肿时不能吃香蕉或杨桃、柑橘类水果，是真的吗？

是真的，这3种水果含钾很多，不建议孕妇吃。

人体里，钾和钠是很微妙的制衡关系，钾高则钠低，钠高则钾低。很多人认为水肿是肾脏不好，不能多吃盐，所以推论钾高钠低比较好，而建议孕妇水肿多吃香蕉或杨桃，这是不对的观念。事实上，水肿可能是肾脏也可能是心脏出问题，不宜以偏概全。再者，肾功能正常的人，能把多余的钾排出体外，但肾功能不良，最好别吃高钾食物（如香蕉、杨桃、柑橘类水果等），以免造成高血钾而影响心脏。

Q05 怀孕期做运动，就会容易导致流产吗？

初期不建议孕妇特地做运动，因胚胎着床还不稳定，尤其是没有运动习惯者，贸然运动难保不会流产。第5个月起状态稳定，适量运动有助于新陈代谢和提高食欲，散步是不错选择，跑步则不建议。

曾有孕妇提问，可不可以游泳或骑脚踏车。我认为如果孕况稳定且妈妈本身健康良好，在水温维持28～30℃的温水游泳池里游泳是可考虑的（冷水游泳池的水温太低，容易感冒也太过刺激，有时会令子宫严重收缩），但必须非常谨慎，小心不要滑倒，也不可过度劳累，否则弊多于利就失去运动的意义了。至于孕妇骑脚踏车，非常不妥，一来摔跤的概率太高，二来路面颠簸，有时车轮碾过坑洞，震动便会造成提前破水，对妈妈和胎儿有高风险，不宜尝试。

Q06 万一在怀孕时生病，可以吃药吗？

怀孕期间因荷尔蒙的关系，多数妈妈的抵抗力似乎胜过从前，很多人开玩笑说这是因为有小宝贝的原因。怀孕吃药当然有所顾忌，但如果生病，也不能以此为借口，对疾病不闻不问。需要就医时，建议先找自己的妇产科医生，许多内科疾病便能解决，开的处方药也比较安全；如果妇产科医生解决不了，至少他能为你介绍医师或转诊，绝对不可自行乱服成药！

建议女性朋友在计划怀孕前，先去看牙科，把洗牙、补牙等治疗项目先处理好，怀孕后认真洁牙，就能避免挺着肚子看牙医的压力。至于最常发生的感冒，如果症状轻微, 医师觉得不吃药也没关系时, 建议喝热柠檬汁, 若伴随着喉咙肿痛, 可在热柠檬汁里加少许盐, 喝完好好睡一觉, 有时就不药而愈了。

Q07 哪些食材吃多了, 会让妈妈和宝宝的皮肤不好?

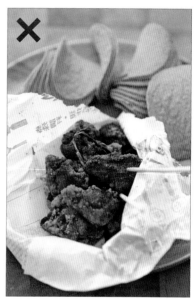

▲ 油炸类食物易燥热上火, 孕妇少吃。

会使孕妇和胎儿皮肤不好的食材可分为两大类:

❶ **容易燥热上火的食材**: 包括油炸烧烤类食物（如臭豆腐、炸鸡、薯条、炸鱼、炭烤食物等）、辛辣类食材（如辣椒、花椒、生大蒜、麻辣锅等）、热性水果（如荔枝、龙眼、榴莲等）, 这些食材容易让孕妇长痘痘, 宝宝出生后也容易有皮肤问题, 所以建议少吃, 夏天尤其不宜。

❷ **容易色素沉淀的食材**: 包括木瓜、杧果、巧克力、酱油等, 这些食材会让妈妈容易长黑斑, 宝宝的肤色也会较深。

Q08 听说怀孕容易坏牙, 真的是这样吗?

没错。怀孕期间, 胎儿需要大量钙质以支应成长发育, 妈妈如果摄取不足, 宝宝会不客气地把需要量取走, 这么一来等于掏了妈妈的老本, 必然影响牙齿和骨骼的健康。

此外, 很多妈妈在孕期里口味变化, 倾向于嗜吃甜食和酸食, 若不好好洁牙, 蛀牙的概率也会提高。

Q09 孕期需要吃黄连解毒吗? 必须适当补充珍珠粉吗?

传统中, 长辈习惯用黄连来清热解毒, 但黄连是中药中至寒的药材, 吃了以后反而会造成气血循环不良, 所以不宜在孕期食用。

而在孕期吃优质纳米珍珠粉, 可缓和中枢神经, 让精神状态进入休息状态, 并让体内的钙离子机制达到最佳平衡; 婴儿的皮肤会因妈妈吃珍珠粉白里透红, 因为珍珠粉含有珍贵营养素，其18种组织蛋白氨基酸及牛磺酸，能帮助胎儿脑神经发育和促进骨骼发育，此外，还能净化羊水，解除胎儿毒素。

Q10 孕妇的肚子是不是一定会有妊娠纹？

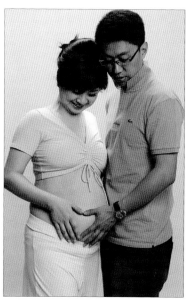

妊娠纹是因为腹部急速增大，把皮肤纤维拉断了，有些人忽然变胖太多，也会出现类似纹路。孕妇不一定会有妊娠纹，如果有，未必只出现在腹部，有些孕妇的胸部、臀部、大腿等处也会出现。

妊娠纹无法治愈但能试着预防，有两个方向可供选择——其一，控制体重，循序渐进地增加，而不是突然增胖；其二，保养肌肤，用滋润的橄榄油或椰子油擦拭。每天洗澡过后，请先生帮忙在肚皮上涂橄榄油或椰子油，一边轻轻按摩，一边对小宝贝讲话，在预防妊娠纹之际，同时进行胎教。

▲ 妊娠纹无法治愈但能试着预防。

Q11 自然生产和剖腹生产，哪一种比较好？

两者的利弊得失，长期以来广受讨论。自然产的妈妈恢复得较快，母乳也较早分泌，住院天数、医疗花费、出血量都相对较少；医界也认为，历经阵痛和经过产道的挤压，对新生儿意义重大，可帮助扩张肺泡，并把呼吸道里的羊水排出。

剖腹产能免去妈妈的阵痛之苦，还能减少待产的煎熬，但麻醉和手术毕竟有风险，且发生新生儿呼吸窘迫症的概率较高。

相较之下，**自然产是最理想的，但也不必太过坚持，妇产科医师会根据情况判断**，听从他们的专业建议，才是最明智的选择。

Q12 孕期中，适合吃中药调理身体吗？

当然适合，否则几千年来，中国孕妇是怎么度过妊娠期呢？但要提醒大家：必须向有执照的中医师求诊，并说明有孕在身，中医师会针对你的情况来开药，绝不可以自行去药房买中药吃。

坐月子期的10个疑问

Q_{01} | 产后一定要绑束腹带吗？

无论自然产或剖腹产，都需要绑束腹带，最好能绑1个月。**理想的束腹带有收束保护的效果，对剖腹伤口、腰痛都能改善**，却不会带来不舒服。

自然产的妈妈在产后第2天就能开始绑，剖腹产的妈妈则延至第8～10天；除了洗澡得取下，吃饭、哺乳、上厕所、睡觉都不必拆。产后第1~2周，由于脂肪细胞还松散着，绑束腹带有助于集中和固定，绑着睡有其必要性，建议绑到满月后。

Q_{02} | 一定只能喂母乳吗？ 配方奶粉也不错吗？

当妈妈的母乳量不足以应付宝宝的需求时，有些妈妈会因执着母乳喂养而疲于奔命，这样一来，对产后正需要休养调理的妈妈来说，身心压力巨大，反而不是好事！其实，母乳虽是首选，但只要能满足宝宝的需求量，又不会造成妈妈的体力过度耗损和心理压力，配方奶粉也是不错的选择！

Q_{03} | 坐月子时不能喝水， 只能喝米酒水？

产后第1个月不宜喝水。一来因水分子较大，会把脂肪细胞撑大，到时缩不回就瘦不下；二来坐月子期间几乎没运动，猛灌水会造成水肿。等到第2个月开始能运动、流汗，就可以喝水了。

米酒水是将米酒蒸馏去除酒精后的水，保有米酒的风味，因为水分子较小，容易吸收。**坐月子需要水分，但并非只能喝米酒水，包括药膳、茶饮的汤汁，都可以提供身体需要的水分。**

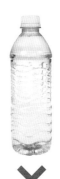 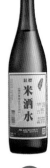

Q04 坐月子为何要吃麻油鸡？剖腹生产多久才能吃？

自古以来，麻油鸡是产妇的滋补圣品。麻油是从黑芝麻中提炼出来的理想油脂，能补肾，又含有不饱和脂肪酸，可促进子宫收缩。鸡肉富含蛋白质和脂肪，好消化、好吸收，能促进身体组织修复，有活血脉、强筋骨、增进体力之效。搭配使用的米酒水和老姜，两者都能促进循环，改善手脚冰冷，让身体温暖起来。

剖腹产的妈妈在下腹部有伤口，自然产的妈妈也有，会阴伤口同样需要照顾。因此**无论采取哪种方式生产，都建议第1周先吃茶油，第2周起才吃麻油。**

Q05 猪肝和腰花是坐月子必吃的食物吗？

传统习俗中，坐月子的确会吃猪肝和腰花，但这并不适用于现代社会。即使是一般人，也不鼓励吃猪肝和腰花。

肝脏是解毒器官，肾脏是过滤器官，猪在饲养过程中接受的疫苗、抗生素、瘦肉精等，几乎都会残留在猪肝里；至于重金属对环境的污染，绕了一大圈通过食物回到猪的身上，所以猪腰常有重金属残留。我们吃猪肝和腰花，等于接收了药物残留和重金属污染。营养的食材那么多，没道理非吃这两种不可，况且其胆固醇非常高，还是改吃其他食物吧！

Q06 坐月子期间，一定要喝生化汤吗？

生化汤的主要作用是帮助子宫收缩，将恶露排干净，并促进乳汁分泌，预防产妇腰酸和腹痛。

该不该喝生化汤，可以视情形而定。接受剖腹产时，如果医生把子宫内膜清得很干净，恶露的量不多，这时喝不喝生化汤都无所谓；如果剖腹后恶露却不少，建议从产后第8天起连续喝5天。

如果采取自然产，最好乖乖喝生化汤，从产后第4天起连续喝7天。

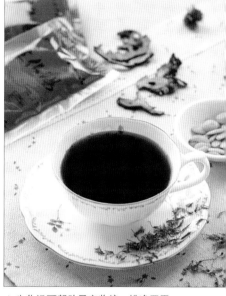

▲ 生化汤可帮助子宫收缩，排净恶露。

Q07　坐月子期间，不可以运动吗？

坐月子的调理重点是补回气血，前2周考虑到伤口正在复原，不建议运动。**从第3周起，可做些轻松、简易的运动，例如，抬抬腿、扭扭腰，但必须小心不要摔跤**，很多妈妈因产后失血，月子期里还会头晕，这一点请多留意。

基本上，剖腹产的妈妈应保护好下腹部的伤口，不宜激烈扭转、拉扯身体，自然产的妈妈应避免蹲的姿势，那会带给会阴部很大的压力。很多产妇以为摇呼啦圈能将肥胖的腰腹部变纤细，请千万不要尝试。一来刚生过孩子，你的腹腔和骨盆腔经不起呼啦圈的撞击，还可能伤及内脏；二来受荷尔蒙影响，骨骼和韧带的稳定度较差，用力摇摆呼啦圈，有时反会让你的腰椎受伤！

Q08　坐月子期间，不能喝水和果汁吗？

前文已解释过，不大量喝水是为了避免将肥胖细胞撑大。然而果汁的问题更大：一来果汁大多为非新鲜现榨，不适合饮用；二来果汁糖分非常高，若有血糖问题，万万不宜。坐月子期间，建议改喝滋补的汤或哺乳茶。

Q09　坐月子期间，可以吃冰或吃辣吗？

绝对不可！无论是刨冰、冰激凌、冷饮，还是辣椒、花椒等麻辣食物，统统不可以吃！相关理由在本书中已提到许多，请仔细阅读。

Q10　坐月子期间，能恢复性生活吗？

产后第1个月还不行！自然产的会阴伤口不仅有外面所见的这一层，阴道里也有撕裂伤，至于辛苦了十个月的子宫还在恢复中；若是剖腹产，就更需要等伤口愈合。

最好等到第2个月的产后回诊，经妇产科医师确认伤口恢复良好，可以恢复性生活之后，再与另一半享受亲密。即使**产后第一次月经还没来，也**须做好避孕措施，才不会立刻又怀下一胎，否则对妈妈的身体耗损太大了。

瘦身期的10个烦恼

Q01 产后要过多长时间，可以开始瘦身？

虽然产后第3周就能简单地进行活动，**但真正要运动瘦身，最好等到第2个月再开始**。此时体内的脂肪还很松散，只要减少饮食里的碳水化合物、脂肪和热量摄取，很快就能看见瘦身效果，加上母乳喂养所消耗的热量，一个月瘦3千克是做得到的。

到了第3个月，瘦身运动可望更上一层楼，包括骑脚踏车、慢跑、打球、游泳等运动都没问题，还可以做些局部瘦身操，来改善不满意的部位。

Q02 产后如何加速瘦身又不失健康？

产后瘦身必须在不影响母乳分泌的情况下进行，又因需要工作和育儿，绝不可伤及元气，所以"循序渐进持续瘦"是正确的选择。

将调整后的"健瘦饮食计划"彻底执行，即使缩减热量，手段也是平和的。第1个月坐月子，哺乳的妈妈每天需要2000大卡，不喂母乳的妈妈则摄取1500大卡。**第2、3个月是黄金瘦身期，哺乳的妈妈每天需要1700大卡，不喂母乳的妈妈请限制在1200大卡。**

Q03 哺乳和瘦身同时进行，不会有冲突吗？

这两件事并不冲突，是可以并存的。

随着宝宝的成长，妈妈的泌乳量不断增加，妈妈虽然吃得很营养，但转化成乳汁的比重其实越来越高；换言之，只要勤于哺乳，宝宝会帮助妈妈消耗掉许多热量，极可能越喂越瘦。

在此提醒妈妈们：因需要减重，每天所摄取的热量虽然略降，然而营养不可打折，蛋白质、钙质、铁质仍得达到标准，这样乳汁的分泌量和质量才能维持较高水平。

Q04 增加运动时间，就能更快变瘦吗？

每次运动最好能持续半小时以上，但不鼓励妈妈为了瘦身而一味延长运动时间，过度劳累不是产妇应该做的事，"得法"才是比较理想的追求。

比方说，每周至少运动3次（天天持之以恒更好），每次运动达30分钟，并让心跳速率达到130次/分，这样不但瘦身，还能预防心血管疾病。只要不断想着，每消耗掉7700大卡就能瘦1千克，就会觉得坚持很值得。

Q05 如何选择有效的运动方式？

如果怀孕之前，你有特别喜爱的运动项目，那么产后何不重拾它呢？

如果你对运动方式没有特殊的爱好，本书最后一个篇章，第207页的"产后简易运动"，是针对产妇各个烦恼部位所推荐的动作，难度不高，效果却相当好，还可以消耗热量，欢迎大家试试看。

Q06 可以穿较紧的调整型内衣，以迅速恢复身材吗？

调整型内衣的效果，是利用压迫来塑身，如果脏器还没恢复原位，就不应该急着穿，最好等产后3个月再穿。

Q07 瘦身期间想要促进乳汁分泌，可以怎么做？

每日摄取的热量减低后，如果营养素依然均衡又充足，每天都喝足量的水分，照理说，泌乳量不会受影响而减少，只要勤于哺乳，会越喂越顺手。

倘若宝宝的食欲很好，妈妈觉得乳汁不太够而想要追乳，还是可以一边瘦身，一边促进乳汁分泌。坐月子期间所喝的哺乳茶，可以继续天天喝，保持定时喂乳或挤奶（一旦宝宝睡太熟跳过一餐，或妈妈回职场工作，白天无法母乳喂养，还是得按时挤乳）。**三餐里尽量要有低脂牛奶、鱼汤、鸡汤等补充蛋白质，并喝足2000毫升的汤汤水水**，少吃寒凉的水果，每天按摩乳房，晚上设法睡眠充足以及保持轻松愉悦的心情，这些都会有助于乳汁分泌。

Q08 生产后，可以靠按摩或埋线来瘦身吗?

没问题，这两者可以搭配饮食和运动，让瘦身效果更显著。

妈妈可以自行按摩，也可以靠他人帮忙，而先生是最理想的人选! 在产后第2个月时，切记不要深压腹部，顶多只能轻轻推; 等到第3个月之后，再加强力道正常按摩。

埋线是利用羊肠线，放在某些经脉的穴位上进行刺激，例如，使胃口变小、降低食欲，或刺激肠胃蠕动、清宿便、加快新陈代谢。由于羊肠线会被身体自行吸收，3～7天就消失，所以每周要埋一次。这部分仍属于医疗行为，应由有执照的中医师来执行。

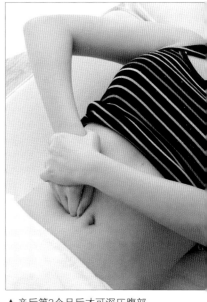

▲ 产后第3个月后才可深压腹部。

Q09 上班前回奶，打针好还是吃药好?

你真的确定要回奶吗? 上班的妈妈还是可以喂母乳的，而且成功的人越来越多。为了鼓励妈妈哺喂母乳，每位妈妈都有喂奶假，方便上班族哺喂。你可以和公司沟通，开辟一个小空间让你挤乳，白天挤出来的母乳先暂存在冰箱，下班再用保冷袋带回家!

如果非要回奶不可，建议采取饮食法来自然回奶，而不是吃回奶药或打回奶针。相关饮食请参考第128页的"4种吃了会回奶的禁忌食物"和第183页的"好用的退乳茶这样做!"

Q10 生产后，脚的尺码可能恢复到从前吗?

很少有人怀孕时脚掌真的变大，通常是水肿而不自知，直到穿上鞋子觉得脚紧，才惊觉"哇! 我的脚变大了!"如有这种情形，建议孕妇重新买鞋，选择合乎当时尺码的鞋子，而不是勉强穿原本的鞋子。坐完月子，水肿状态应该消失，以前的鞋子就又合脚了。

图书在版编目（CIP）数据

瘦孕 产前产后养瘦书 / 郭月英著. —沈阳：辽宁科学技术出版社，2020.5

　ISBN 978-7-5591-1403-7

　Ⅰ．①瘦… Ⅱ．①郭… Ⅲ．①孕妇—妇幼保健②产妇—妇幼保健 Ⅳ．①R715.3

中国版本图书馆CIP数据核字（2019）第241921号

出版发行：辽宁科学技术出版社
　　　　　（地址：沈阳市和平区十一纬路25号　邮编：110003）
印　刷　者：辽宁新华印务有限公司
经　销　者：各地新华书店
幅面尺寸：170mm×240mm
印　　张：14
字　　数：150千字
出版时间：2020年5月第1版
印刷时间：2020年5月第1次印刷
责任编辑：康　倩
封面设计：魔杰设计
版式设计：袁　舒
责任校对：黄跃成　王春茹

书　　号：ISBN 978-7-5591-1403-7
定　　价：49.80元

投稿热线：024-23284367　987642119@qq.com　　联系人：康倩
邮购热线：024-23284502